Kliegel

Reflexzonen-Massage an der Hand

Ewald Kliegel

# Reflexzonen-Massage an der Hand

Überall leicht anzuwenden:
So lindern Sie wirksam die 29 häufigsten Beschwerden von A–Z

Haug

Die Deutsche Bibliothek – CIP-Einheitsaufnahme
Ein Titeldatensatz für diese Publikation ist bei Der Deutschen Bibliothek erhältlich.


Fritz-Frey-Str. 21, 69121 Heidelberg
Büro Stuttgart: Steiermärker Straße 3–5, 70469 Stuttgart
www.haug-gesundheit.de



Lektorat: Dr. Elvira Weißmann-Orzlowski
Bearbeitung: Jutta Martini
Bilder: Annette Struck, Remshalden
Handmodel: Michaela Ries, Stuttgart
Bildbearbeitung: E. Kliegel & T. Gutsche, Stuttgart mit Corel Photo Paint und Corel Draw
Umschlaggestaltung: CYCLUS · Visuelle Kommunikation, Stuttgart
Umschlagfoto: Thomas Kaltenbrunner, Kempten
Satz: Fotosatz H. Buck, Kumhausen
Druck und Verarbeitung: Westermann-Druck, Zwickau

ISBN 3-8304-2056-0 1 2 3 4 5

# Inhalt

Vorwort ........................................ 7

## Grundlagen der Handreflexzonen-Massage ........... 11

Bedeutung der Hände für die Gesundheit .................... 12
Medizinische Kulturgeschichte der Hände ................. 13
Wirkung und Anwendungsgebiete der Reflexzonen-Massage . 15
Was sind Reflexzonen? ................................ 17
Über den Umgang mit Reflexzonen ........................ 19
Aufbau der Reflexzonen an den Händen ...................... 20
Der erste Schnitt – links/rechts ........................ 20
Der zweite Schnitt – vorne/hinten ...................... 21
Der dritte Schnitt – die Etagen ......................... 23
Kleine Zeichenkunde ...................................... 28
Ursache der Reflexzonen-Zeichen auf der Haut ............... 33
Der Anfang der Deutung ............................... 33
Das vegetative Nervensystem .......................... 34
Der Stoffwechsel – das innere Urmeer ..................... 38
Neue Erkenntnisse ..................................... 40
Vorgehensweise und Behandlung ........................... 41
Grundhaltung .......................................... 41
Umgang mit den Handreflexzonen ........................ 41
Allgemeine Wohlfühlmassage ........................... 42
Kleine Checkliste für Ihre Gesundheit ..................... 43
Gezielte Behandlungen ................................ 45
Weitere Maßnahmen .................................... 49
Reflexzonen-Befund über die Hände ....................... 54
Die Aufzugtechnik ...................................... 54
Das Erkunden der Etagen ................................ 55
Meditative Massage der Handreflexzonen ..................... 57
Sieben häufig gestellte Fragen ............................ 59

## Anwendungen der Handreflexzonen .................. 63

Allergie ................................................... 64
Augenüberlastung ......................................... 66
Blähungen bei Kleinkindern ............................... 68

Blasenstörungen ..... 70
Bluthochdruck ..... 72
Cellulitis (Orangenhaut) ..... 74
Depressionen ..... 76
Erkältung ..... 78
Fastenbegleitung ..... 80
Gallenprobleme ..... 82
Gicht ..... 84
Hämorrhoiden ..... 86
Halsbeschwerden ..... 88
Herz-Kreislauf-Schwäche ..... 90
Hüftbeschwerden ..... 92
Konzentrationsschwierigkeiten ..... 94
Kopfschmerzen ..... 96
Magenverstimmung ..... 98
Menstruationsbeschwerden ..... 100
Migräne ..... 102
Rheuma ..... 104
Rückenschmerzen ..... 106
Schluckauf ..... 108
Schnupfen ..... 110
Schulterbeschwerden ..... 111
Tennisellbogen ..... 114
Verdauungsbeschwerden ..... 116
Wechseljahresbeschwerden ..... 118
Zahnschmerz ..... 120

**Anhang** ..... 122

Nachlese – ungeteilt und unvermischt ..... 122
Literaturverzeichnis ..... 124
Bezugsquellenhinweise ..... 126
Zum Autor ..... 126
und den Mitwirkenden ..... 127

# Vorwort

Berühren gehört zu den Grundbedürfnissen des Menschen. Ohne Berührungen können wir nicht leben. Berührungen sind auch die Basis für das erfolgreichste Therapiekonzept der Menschheitsgeschichte: Die Behandlung von Krankheiten und Gesundheitsstörungen durch den gezielten Einsatz der Hände. Daraus entwickelte sich in Jahrtausenden eine unglaubliche Vielfalt an Methoden. Massagen, Chiropraktik, Shiazu, Lymphdrainage oder Rei-Ki sind nur einige wenige aus dem Reigen.
Doch kehren wir zurück zum Beginn. Durch die Entwicklung des Bewusstseins konnte der Mensch seine Wahrnehmungen systematisieren und ihnen Bedeutung geben. Der Hirnforscher Eccles meint, dass dies zur Zeit der Neandertaler vor etwa 80 000 Jahren geschah. Ab diesem Zeitpunkt ist sich der Mensch bewusst, wenn er krank ist und dass er sterben muss. Und er versucht, beides zu verhindern. Ab dieser Zeit beginnen Rituale. Das ist an der Art der Bestattung und an den Grabbeigaben zu erkennen. Dies bedeutete natürlich auch einen völlig neuen Umgang mit Berührungen. Waren bis zu dieser Zeit die gegenseitigen Berührungen einfach nur wohltuend, so konnten danach die sichtbaren Zeichen auf der Haut und die Tastempfindungen mit gezielten Berührungen verbunden werden.

Wenn sich Katzen oder Hunde ausgiebig kratzen, folgen sie dem reinen Instinkt. Bei unseren nächsten Verwandten, den Schimpansen, können wir bereits ein Sozialverhalten auf der Berührungsebene erkennen. Doch der Schritt, bewusste Behandlungen durchzuführen, bleibt als kulturelle Errungenschaft einzig dem Menschen vorbehalten. Diese revolutionäre Neuerung des Erlebens durch das Bewusstsein war mit der Entwicklung eines magischen Weltbilds verbunden, in dem der Mensch versuchte, die Mächte zu besänftigen, die ihn krank oder sterben machten. Dementsprechend waren die Zeichen auf der Haut Ausdruck einer höheren ordnenden Macht und konnten natürlich nur über diese Mächte geheilt werden. Diesen magischen Umgang mit dem Heilen gibt es auch heute noch als Austreibung krank machender böser Geister bei vielen Naturvölkern. Aus diesen Zusammenhängen entstanden die großen überlieferten Medizinsysteme der traditionellen chinesischen Medizin, des Ayurveda oder die unserer keltischen Vorfahren. Dies ersten Zeugnisse dieser Systeme datieren etwa 5 000 Jahre vor unserer Zeit.

75 000 Jahre nach der Entwicklung des Bewusstseins hat offensichtlich ein gewaltiger kultureller Schritt stattgefunden, bei dem sich der Mensch ein Stück weit von dem magischen Medizinverständnis weg bewegte und hin zu einem systematischeren. Warzen, Rötungen oder andere Hauterscheinungen erhielten Bedeutungen und Behandlungsmöglichkeiten. Besondere Aufmerksamkeit wurde dabei den Händen und Füßen zuteil. In der chinesischen Akupunkturlehre sind zum Beispiel die wesentlichsten Einflusspunkte für die Energielenkung dort zu finden, und aus Indien brachten wahrscheinlich die Vorfahren der Zigeuner die Handlesekunst nach Europa. Diese Betrachtungsweise der Hautzeichen hat sich lange Zeit bewährt. Sie war in vielen Spielarten bis zum 18. Jahrhundert eine wichtige Grundlage unseres Denkens und hatte leider auch ihre schlimmen Seiten, was am Beispiel der „Hexenmale" in der Inquisition deutlich wird.

Aus dem Handauflegen entwickelten sich manuelle Behandlungsmethoden

Erst in der Aufklärung mit ihren naturwissenschaftlichen Ansätzen entwickelte sich eine neue Sichtweise. Aus der Alchemie wurde die Chemie, die „Signaturlehre" der Pflanzen wurde durch die Pharmakologie ersetzt, und aus dem Handauflegen entwickelten sich die verschiedenen manuellen Behandlungsmethoden. Natürlich war die Massage bereits seit dem griechisch-römischen Altertum bis in unsere mittelalterlichen Badestuben ausgiebig genutzt worden, doch erst im ausgehenden 18. Jahrhundert wurden ihre Wirkungen nach neuzeitlichen Kriterien untersucht. Mit dem Entstehen der Naturwissenschaften entwickelte sich auch die Medizin mit einer neuen Geschwindigkeit weiter. Wenn gesagt wird, dass die Geschichte der Wissenschaft eine Geschichte der wissenschaftlichen Irrtümer sei, so deshalb, weil die Menschen den Mut hatten, ihre Erfahrungen und Erkenntnisse in allgemein gültige Theorien zu gießen und bereit waren, diese wieder in Frage zu stellen. Diese neue Vorgehensweise im Denken hatte enorme Auswirkungen auf das gesamte Lebensgefühl und darauf, wie medizinische Fortschritte interpretiert wurden. Dies betraf natürlich auch die Zeichen auf der Haut.

Die Dermatome – die Hautreflexzonen am Körper – waren im ausgehenden 19. Jahrhundert mit eine der ersten großen Errungenschaften der modernen Neurologie. Es war die Zeit, als Edison die Glühbirne erfand und die Welt im elektrischen Aufbruch war. So waren denn auch die Erklärungsmodelle dieser Hautzonen „elektrisch". Die Nerven waren Kabel und die Ganglien Umschaltstationen. 70 Jahre später erhielten Melzack und Wall den Nobelpreis für Medizin für ihre Entdeckung, dass es kein Schmerzzentrum im Gehirn gibt. Schmerz ist vielmehr das Resultat einer Gegenrechnung von Impulsen auf verschiedenen neurologischen Hierarchieebenen. Die Zeit dieser Entdeckung geht einher mit Umwälzungen auf allen technischen, gesellschaftlichen und medizinischen Ebenen. Die Regeltechnik eroberte die Welt, die Wechselwirkungen von gesellschaftlichen Strömungen wurden näher erforscht, und Pischinger formulierte sein Modell des Grundregulationssystems, wo er aufzeigt, dass wir ein inneres Urmeer besitzen, in dem alle unsere Lebensvorgänge geregelt werden. Nun sind wir im Informationszeitalter. Bits und Bytes revolutionieren alle Bereiche. Das Internet folgt Modellen der Informationsverarbeitung, beim Transport von Daten werden die Kabel von Lichtwellenleitern abgelöst, vernetzte Computer erreichen ungeahnte Kapazitäten und in der Medizin gewinnt die Kommunikation der Zellen untereinander Bedeutung. So ist es verständlich, dass die neue Medizin Informationscharakter erhält. In diese Kategorie gehören auch die Reflexzonen.

Im Zuge der Verwissenschaftlichung konnten viele Irrtümer ausgeräumt werden, und wir besitzen eine ausgezeichnete Vorstellung von den meisten Funktionen unseres Körpers. Leider wurde dabei das Kind mit dem Bade ausgeschüttet und etwa 80 000 Jahre Intuition, die erprobt war und sich bewährt hatte, in Frage gestellt. Doch dieses gewachsene Erbe lässt sich so leicht nicht verdrängen. Die Wissenschaft stößt besonders dort an ihre Grenzen, wo tiefe menschliche Bedürfnisse eine Rolle spielen. Dies gilt auch für Berührungen und für das Heilen.

Die Wissenschaft ersetzte schnell die Intuition

Trotz aller Segnungen der modernen Medizin erleben wir eine zunehmende Unzufriedenheit der Menschen, die auch mit den raffiniertesten Methoden und Maschinen in Klinik und Praxis nicht befriedigt werden kann. Die Art und Weise, wie die Medizin den Menschen betrachtet, geht an unseren tiefen Bedürfnissen vorbei. Aus dem Leib, der mehr ist als die Summe seiner Funktionen, wurde ein Körper, dessen Funktionen messbar sind, und aus der Seele mit ihren unergründlichen Tiefen wurde die Psyche, von der wir meinen, dass wir sie nach bestimmten Spielregeln und mittels pharmazeutischer Präparate beeinflussen können.

Zu dieser medizinischen Ausrichtung konnte die Naturheilkunde eine Alternative bieten und spätestens dann, wenn Patienten ihre Ärzte bitten, doch etwas Natürliches zu verordnen, setzt schließlich auch ein Umdenken in der klassischen Medizin ein. Im Zuge dessen finden ganzheitliche Behandlungskonzepte immer mehr Aufmerksamkeit, die die Einheit von Körper, Geist und Seele würdigen. So werden heute selbst meditative oder spirituelle Ansätze ernsthaft diskutiert. Dazu kommen bahnbrechende Grundlagenforschungen in der Biophysik, die eine Zellverständigung mit Licht nachweisen konnten. Dies ermöglicht neue Erklärungen für die Akupunktur und andere alternative Methoden. In diesem Umfeld gewinnen auch die Reflexzonen immer mehr an Bedeutung, die in ihrem Grundansatz eine Einheit von Leib und Seele in sich tragen.

Ein Umdenken in der klassischen Medizin setzte ein

Die Vorreiter der Reflexzonen-Behandlung, Fitzgerald, Ingham, Marquardt oder Froneberg, haben mit der Vertiefung und Weiterverbreitung dieses Wissens Wesentliches geleistet. Sie haben millionenfach bewiesen, dass die Reflexzonen wirken. Im vergangenen Jahrzehnt sind nach den Fußreflexzonen nun auch die Handreflexzonen aus dem Schatten der reinen Esoterik getreten. Laien wie auch Therapeuten haben erkannt, welche Möglichkeiten diese Behandlungen bieten.

Inzwischen haben sich die Reflexzonen an den Händen als Methode zur Selbsthilfe bewährt. Sie sind alltagstauglich, sprechen ganzheitlich Körper, Geist und Seele an, sind in ihren Anwendungen leicht zu erlernen und ohne Aufwand durchzuführen. Ich verwende diese Massageform seit etwa zehn Jahren für mich selbst wie auch zur Behandlung anderer. Die Vorteile sind offensichtlich: Die Hände als Werkzeuge der Reflexzonen-Massage haben wir immer dabei und sie sind stets erreichbar. Mit Herz, Hirn und Händen leisten wir dank dieser Methode einen Beitrag, uns selbst und unser Umfeld gesünder zu machen – und dies, obwohl die Menschen höheren Anforderungen in einer schnelllebigeren Zeit ausgesetzt sind und immer älter werden.

Mit *Reflexzonen-Massage an der Hand* möchte ich Sie einladen, an dieser spannenden Entwicklung teilzuhaben und zu erleben, dass die Hände über das Berühren und Berührtwerden unser evolutionäres Erbe mit neuesten Erkenntnissen verbinden.

*Ewald Kliegel*

# Grundlagen der Handreflexzonen-Massage

## Bedeutung der Hände für die Gesundheit

Unsere Hände sind wichtige Werkzeuge für unser Überleben, sowohl körperlich als auch geistig. Dies beginnt bereits im Kleinkindalter. Säuglinge nehmen die Welt in Besitz, indem sie ihre Umwelt sprichwörtlich „begreifen". Diese auch auf den geistigen Bereich ausgedehnte Verwendung der Hände gilt auch für den Erwachsenen. Davon zeugt die Sprache: Wir „befassen" uns mit einem Thema, versuchen Verständnis zu erlangen, und im schlimmsten Fall können wir handlungsunfähig werden. Körpersprache und Gesten zeigen die große Rolle, die die Hände in der Kommunikation spielen. So macht es einen Unterschied, ob wir dem Kellner das Handzeichen geben, uns die Rechnung zu bringen, oder ob wir jemandem abweisend die Hand entgegenhalten. Auf dem Börsenparkett bewegen die Broker mit einem einzigen Fingerzeig Millionen, und die Gebärdensprache der Taubstummen beweist, dass man sich auch ohne Worte höchst angeregt unterhalten kann.

Hände spielen eine große Rolle in der Kommunikation

Noch einen Schritt weiter gehen wir bei den Berührungen. Auch hier sind vielfältige Ausdrucksweisen möglich: Streicheln hat andere Beweggründe als Schlagen. Und Trösten vermittelt ein anderes Gefühl als Wegschubsen. An die emotionalen Bereiche der Hände schließen sich nahtlos die mentalen Ebenen an. Manche Hände empfinden wir als angenehm und andere strahlen abweisende Kälte aus. Neben Sympathie oder Antipathie bedingt unsere innere Haltung die Aufladung unserer Hände und wie viel Energie durch unsere Hände fließt. Bei der richtigen Einstellung und Haltung werden sie zu sensiblen Antennen, um Störungen im menschlichen Energiefeld zu erkennen.

***Energie der Hände***

Hierzu hat uns der Philosoph und Mystiker Karlfried Graf Dürckheim ein höchst anschauliches Beispiel vor laufender Kamera hinterlassen. Bereits über 90-jährig bat er einen Reporter, seine zu einem Ring geformten Daumen und Zeigefinger einer Hand auseinander zu ziehen. Natürlich war dies eine einfache Angelegenheit für einen kräftigen jungen Mann. Dann sagte Graf Dürckheim, dass er seine innere „Ki-Kraft" in die Hand schicken würde und forderte den Reporter erneut auf, seine nun locker zu einem Ring geformten Finger zu lösen. Zum großen Erstaunen aller Beteiligten war es dem Reporter nicht mehr möglich, die beiden Finger des alten Mannes zu trennen.

Diese Kraft kann für Heilzwecke genutzt werden und viel Positives bewirken. Sie verbirgt sich dann unter den Begriffen Handauflegen, animalischer Magnetismus oder Rei-Ki.

## Medizinische Kulturgeschichte der Hände

Während die Hände in den vergangenen Jahrzehnten in der Medizin bei uns nur eine Nebenrolle spielten, haben frühere Kulturen ihnen viel mehr Aufmerksamkeit geschenkt. Wenn wir in die Geschichte zurückblicken, finden wir die Massage der Hände bereits auf Darstellungen an den Pyramiden. In den altindischen Quellen des Ayurveda wird ausführlich auf die Behandlung der Hände eingegangen und die Handdiagnostik der Akupunktur folgt der 3000 Jahre alten traditionellen chinesischen Medizin. Die Maya und Azteken betrieben eine ausgefeilte Handdiagnostik und von Abu Ibn Sina, dem arabischen „Fürsten der Ärzte", ist bekannt, dass er die Gesundheit eines Menschen nach der alten persischen Medizin über die Hand beurteilte. In der Zeit des ausgehenden Mittelalters, als bei uns die Trennung von Leib und Seele stattfand, waren die arabisch-indisch-chinesischen Kulturen entlang der Seidenstraße bestens mit der Pulsdiagnose vertraut und nutzten sie als Grundlage für die Behandlungen.

***Heilende Hände***

Aus dem Arabischen ist die Geschichte eines Sultans überliefert, der den Ärzten nicht gestattete, seine kranken Haremsfrauen zu untersuchen. Nachdem sich der Zustand der Frauen immer mehr verschlechterte, erlaubte der Sultan schließlich, dass der Arzt nur die Hände durch einen Vorhang hindurch sehen und tasten konnte. Es war ein lebensgefährliches Unterfangen, denn wenn der Arzt die Frauen nicht heilen würde, so wäre sein Leben verwirkt. Der Geschichte nach stellte der Arzt auf diese Weise Schwangerschaften fest und konnte viele Leiden der Frauen heilen, woraufhin er hohes Ansehen erlangte.

Da von unseren germanischen Vorfahren keine medizinischen Aufzeichnungen überliefert sind, wurde lange Zeit gedacht, dass Mittel- und Nordeuropa keine großen medizinischen Traditionen habe. Dies änderte sich erst, als die 5300 Jahre alten Überreste eines Mannes aus der Jungsteinzeit, der nach seinem Fundort in Tirol „Ötzi" genannt wird, gefunden wurden. Aufgrund der Tätowierungen wurde erkannt, dass auch unsere Frühkulturen die Zeichen des Körpers bestens kannten und sicherlich auch nutzten.

Inzwischen haben wir die Hände wiederentdeckt. Über das Lesen der Handlinien hinaus finden seit einigen Jahren neben den Fußreflexzonen auch die Handreflexzonen Aufmerksamkeit. Begünstigt wurde diese Entwicklung durch neue wissenschaftliche Erkenntnisse im Bereich der Kommunikation innerhalb des Körpers, durch eine größere Offenheit gegenüber chinesischen und indischen medizinischen Methoden und einem Umdenken in Richtung einer ganzheitlichen Medizin.

Spätestens seit den siebziger Jahren ist bekannt, dass sich die etwa 50 Billionen Zellen (als Zahl: 50 000 000 000 000) im Körper mittels Licht verständigen und so Informationen austauschen. Damit stehen unseren Organen bedeutend mehr Möglichkeiten für die Kommunikation zur Verfügung, als bislang angenommen wurde. Durch diese neuen Erkenntnisse sind die chinesischen Akupunkturmeridiane, die Energiezentren des indischen Chakrasystems wie auch die Leitbahnen der traditionellen Massage der Thai zu erklären. Alle diese Systeme beschreiben an den Händen und Füßen besonders einflussreiche Punkte. Eine weitere über Jahrhunderte erprobte Methode der Asiaten sind die Mudras, Hand- und Fingerhaltungen, die in Verbindung mit Atemtechniken unsere Lebensenergie in die Organe lenken.

**Besser schlafen**

Überzeugen Sie sich selbst von der Kraft der Mudras! Probieren Sie es anhand des Mudras für gutes Schlafen und gutes Aufwachen aus, das die Balance des Tag-Nacht-Rhythmus unterstützt: Drücken Sie zum Einschlafen am Abend sowie beim morgendlichen Aufwachen die Fingerkuppen von Daumen und Kleinfinger der linken Hand sowie Daumen und Zeigefinger der rechten Hand mit sanftem Druck etwa 3 bis 7 Minuten aneinander. Nach etwa einer Woche täglicher Praxis werden Sie wohltuend einschlafen und morgens schneller fit sein.

In den asiatischen Medizinlehren sind Emotionen untrennbar mit Organen verbunden. In der traditionelle Sen-Massage der Thai heißt es dazu: „Ein Einwirken von außen über die bekannten Körperstellen ist ein Einwirken auf Stellen, wo die Seele mit dem materiellen Körper besondere Verknüpfungspunkte unterhält.“

In der traditionellen chinesischen Medizin gehören zu den Organen folgende Emotionen:

| Organ | Positive Emotionen | Problematische Emotionen |
|---|---|---|
| Herz | Freude, Begeisterung, Ausstrahlung, Harmonie | Selbstüberschätzung |
| Niere | Selbstvertrauen, Sicherheit, Bestimmtheit | Angst, Furcht |
| Milz | Konzentriertheit, Vernunft, Erkenntnis, Ideale | Sorgen |
| Leber | Mut, Zielgerichtetheit, Flexibilität | Zorn |
| Lunge | Kreativität, Inspiration | Ausgeliefertsein, nachtragend sein, Trauer |

Hier schließt sich der Kreis zu den Reflexzonen und zu unserer modernen psychosomatischen Medizin. Gesundheit ist demnach mehr als nur ein wohliges Schweigen der Organe, und Krankheit bedeutet, dass der gesamte Mensch mit Leib und Seele in seinem sozialen Umfeld aus dem Gleichgewicht geraten ist. In diesem Zusammenhang wird verständlich, dass regulative Behandlungsformen, wie die Reflexzonen-Massagen an den Händen, in besonderem Maße geeignet sind, das innere Gleichgewicht wieder herzustellen.

## Wirkung und Anwendungsgebiete der Reflexzonen-Massage

Die Handreflexzonen-Massage spricht, wie oben dargelegt, verschiedene Ebenen des Menschen an:

- Auf der körperlichen Ebene können damit sehr wirkungsvoll Schmerzzustände gelindert und die Organfunktionen unterstützt werden.
- Im Emotionalen werden die seelischen Grundstimmungen angesprochen und die gefühlsmäßige Befindlichkeit verbessert.
- Die Kirlianfotografie, ein spezielles Verfahren zur Messung des bioenergetischen Feldes, zeigt, dass sich durch die Reflexzonen-Massagen das menschliche Energiefeld stabilisiert.
- Noch eine Ebene tiefer, in den spirituellen Erfahrungen, hat sich in Einzelsitzungen und noch stärker in Gruppenprozessen immer wieder bestätigt, dass über die Handreflexzonen in Verbindung mit Atemtechniken sehr leicht die meditative Anbindung an das innere Selbst erreicht werden kann.

Entsprechend lang ist die Liste der Anwendungen, für die die Reflexzonen-Massage an der Hand in der Selbstbehandlung eingesetzt werden kann. Es müssen aber auch Einschränkungen beachtet werden, bei denen die Reflexzonen-Massage nicht oder nur eingeschränkt angewendet werden sollte.

Während ein allgemeines wohltuendes Durchmassieren der Hände immer angezeigt ist, dürfen die gezielten Reflexzonen-Massagen in der Schwangerschaft und der Stillzeit erst nach Rücksprache mit dem Frauenarzt erfolgen. Eine weitere Einschränkung besteht bei der Einnahme von Medikamenten. Durch die Reflexzonen-Massagen werden oft die Wirkungen wie auch die Nebenwirkungen von Arzneimitteln verstärkt, manchmal auch abgeschwächt. So erhöhen beispielsweise Reflexzonen-Massagen erfahrungsgemäß die Wirksamkeit von Herzmedikamenten, Schlafmitteln und Hormonen, auch von Insulin, während andererseits Antirheumatika in ihrer Wirkung gemindert werden. Muss jemand Medikamente einnehmen oder wird er sonst ärztlich behandelt, sollte er unbedingt durch den Arzt oder Naturheilpraktiker abklären lassen, ob er die Reflexzonen-Massage durchführen kann.

**Auch Reflexzonen haben Wirkungen und Nebenwirkungen**

Vorsicht ist zudem bei einigen Krankheiten, die Leib und Seele überfordern, geboten. Keine Reflexzonen-Massage sollte zum Beispiel bei multipler Sklerose, fieberhaftem Geschehen, Infektionskrankheiten, Erschöpfungszuständen und Psychosen angewendet werden. Hier gilt der Grundsatz: Unklare Beschwerden und schwere Erkrankungen gehören in die Hände von Fachleuten!

Bei den therapeutischen Anwendungen öffnen die Reflexzonen der Hände neben der Massage noch weitere Zugänge. Durch den Einsatz von Akupunkturnadeln, neuraltherapeutischen Injektionen, Laser, Elektrostimulation, bioelektronischen Verfahren, Farblichtbestrahlungen oder mentalen Methoden lassen sich viele ärztliche oder naturheilpraktische Maßnahmen effektiv unterstützen. So kommen beispielsweise Patienten nach Operationen durch Farbbestrahlung der Handreflexzonen wieder schneller zu Kräften, Schmerzen oder Einschränkungen am Bewegungsapparat lassen sich durch Softlaseranwendungen der zugehörigen Reflexzonen sehr gut beeinflussen.

Eine besondere Anwendung ist die Narbenentstörung mit neuraltherapeutischen Injektionen. Seit Ferdinand Huneke in den zwanziger Jahren die Neuraltherapie mit Procain entwickelte, trat besonders bei Narbenunterspritzungen das so genannte Sekundenphänomen auf, bei dem Schmerzen oder andere Störungen fast augenblicklich verschwinden. Da die Hände in besonderem Maße verletzungsgefährdet sind, besitzen die meisten von uns einige Narben an den Händen. Bei hartnäckigen Beschwerden sollte man daher immer auch an diese Narben an den Händen denken und sie immer wieder gut durchmassieren. Sollte sich dadurch eine leichte Besserung einstellen, dürften neuraltherapeutische Unterspritzungen der Narben nachhaltige Erfolge bringen.

Natürlich gehören alle diese Maßnahmen in fachkundige Hände. Doch die Anwendungsbreite für die Reflexzonen-Massage ist so groß, dass mit einfachen Selbstmassagen an den Händen sehr viel auch ohne hautdurchdringende Behandlungen erreicht werden kann.

## Was sind Reflexzonen?

Trotz der Informationsfülle, der wir heute ausgesetzt sind, wissen viele Menschen erstaunlich wenig über ihren eigenen Körper und seine Funktionen. Der medizinische Fortschritt hat uns viele neue Diagnose- und Behandlungsmethoden beschert. In gleichem Maße sind wir aber von den Wissensträgern abhängig geworden und haben vergessen, dass uns ein Großteil der Informationen über unseren Gesundheitszustand schon immer frei Haus, nämlich auf die Oberfläche der Haut geliefert wurde. Hier eröffnen uns die Reflexzonen an den Händen eine Möglichkeit, den Körper und die Möglichkeiten unseres Mitwirkens an unserer Gesundheit neu zu entdecken.

Früher waren es Heiler und Schamanen, die es verstanden, die Zeichen auf der Körperoberfläche mystisch zu deuten und zu behandeln. Inzwischen konnten viele dieser Phänomene wissenschaftlich erklärt werden. So bedeutet Reflexzonenarbeit heute, dass traditionelle Inhalte mit wissenschaftlichen Sichtweisen verbunden werden, dass Behandlungsweisen eingesetzt werden, bei denen die Weisheit des Körpers für die Gesundheit genutzt wird.

Unter Reflexzonen versteht man alle Projektionen von Organen auf der Haut

Streng genommen bezeichnet die Fachsprache nur die Zonen als Reflexzonen, die aufgrund von reflexartigen Wechselwirkungen diagnostisch wie therapeutisch nutzbar sind. Alle anderen kartografischen Abbildungen des Gesamtorganismus auf einem seiner Teilbereiche müssten Somatotopien genannt werden. Die Anwendungen und Erfolge sowie die neueren Grundlagenforschungen haben aber gezeigt, dass die Unterscheidung nicht mehr haltbar ist und wir für alle Projektionen von Organen und Körperstrukturen auf der Haut den Begriff Reflexzonen verwenden können.

Reflexzonen kann man sich so vorstellen, dass ein gestörtes Organ wie bei einem Diaprojektor sein Licht einschaltet und dieses Störbild auf seinen zugehörigen Hautbereich projiziert. Ist das Organ wieder in Ordnung, geht das Licht automatisch wieder aus. Dieses Auslöschphänomen erlebt man zum Beispiel dann, wenn ein Organ, das eine Reflexzone aktiviert hat, erfolgreich behandelt wurde. Dann wird vom Körper auch das Alarmlämpchen der Reflexzone gelöscht. Daraufhin ist diese Hautstelle wieder unauffällig. Dieses Phänomen findet man beispielsweise, wenn ein schmerzhafter Bereich in den Reflexzonen des Mundraumes vorhanden ist und bei näherer Suche ein maroder Zahn festgestellt wird. Nach Sanierung des Zahnes durch den Zahnarzt normalisiert sich diese Zone an der Hand wieder und ist nicht mehr von der Umgebung zu unterscheiden.

Diese Auslöschung erfolgt allerdings nur, wenn das Organ wieder gesund ist. So ist bekannt, dass ein erheblicher Prozentsatz der Menschen, bei denen eine Gallenblasenentfernung notwendig war, auch anschließend noch über krampfartige Gallenbeschwerden klagt, ob-

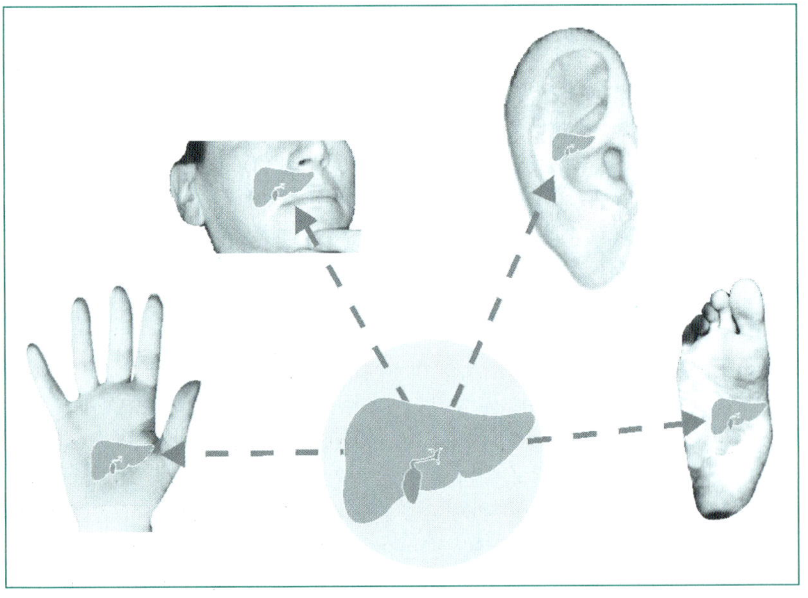

wohl die Gallenblase nicht mehr vorhanden ist. Der Fachjargon spricht hier von einem Postcholezystektomiesyndrom. Hier besteht nach wie vor eine Störung in diesem Körpergebiet, was sich in den Reflexzonen immer wieder bestätigt. Meistens handelt es sich um Verkrampfungen der Gallenwege. Da diese vegetativ, das heißt nicht willkürlich, gesteuert sind, ist es, wie später noch aufgezeigt wird, verständlich, dass hier die Reflexzonen-Behandlungen hervorragend wirken. Auch wenn dabei die Massage nur eine von mehreren Maßnahmen darstellt, ergänzt sie bestens die naturheilpraktischen Therapien wie Nadelung und Laserpunktur in den Reflexzonen der Ohren sowie neuraltherapeutische Injektionen in den Reflexzonen an Rücken und Brustseite. Nach der erfolgreichen Behandlung der Gallengänge und der Leber löscht auch das Reflexzonenlämpchen an den Händen sein Licht.

Auf der Körperoberfläche finden wir viele Projektionsleinwände der Reflexzonen, von denen die Hände nur eine darstellen. Insgesamt sind zur Zeit etwa zwanzig verschiedene Reflexzonensysteme, darunter die Füße, das Gesicht, der Rücken, der Schädel oder die Ohren bekannt. Die Hände spielen in diesem Reflexzonenreigen eine besondere Rolle: Sie sind leicht erreichbar, wirken ungemein effektiv und vor allem können wir uns über unsere Hände selbst behandeln.

## Über den Umgang mit Reflexzonen

Warum nutzen nicht mehr Menschen die Reflexzonen, wenn sie so wirksam sind? Eine Frage, die immer wieder gestellt wird und auf die die meisten Frager auch schon die Antwort mitliefern. Die häufigsten Bedenken bestehen darin, etwas falsch zu machen. Natürlich – jede wirksame Methode birgt auch Gefahren in sich. Eine davon besteht in der Selbstüberschätzung, darin, dass die Grenzen der Selbstbehandlung nicht wahrgenommen werden.

**Die Grenzen der Selbstbehandlung beachten!**

Dann wird leicht der Punkt übersehen, an dem eine professionelle Abklärung und Behandlung der Beschwerden notwendig ist. Die Selbstbehandlung ist dann zu Ende, wenn ein Problemzustand trotz Reflexzonenmaßnahmen bestehen bleibt oder wenn sich Beschwerden verschlimmern. Dies gilt für alle Anwendungen durch Laien. Ob wir einen Kräutertee zur Entschlackung trinken, Medizinalbäder gegen eine Erkältung nehmen oder ob wir die Handreflexzonen massieren; in allen Fällen müssen wir die Grenzen der Selbstbehandlung beachten.

Eine andere Gefahr besteht in der falschen Dosierung. Bereits Paracelsus sagte: „Die Dosis macht's, ob's Gift sei oder Arzeney." Giftig ist eine Reflexzonendosis dann, wenn die Massage wehtut. Dann könnten wir uns Schaden zufügen. Daher gilt eine uneingeschränkte Grundregel: Reflexzonen-Massagen müssen immer angenehm sein und dürfen nie schmerzhaft werden. Wenn wir dies beherzigen, geben wir uns Impulse, die uns gesundheitlich weiterbringen.

Dass die Reflexzonen im Alltag nicht mehr Verwendung finden, liegt auch daran, dass viele nicht glauben können, dass eine so einfache Methode solch gewaltige Wirkungen zeigen kann. Wer aber einmal die Wirkungen der Reflexzonen am eigenen Leib erfahren hat, wird bestätigen, dass Reflexzonen-Massagen an der Hand unglaublich schnell Linderung bei vielen Schmerzzuständen bringen und eine deutliche Steigerung des Wohlbefindens spürbar wird. Leider haben die meisten von uns viel zu selten erfahren, Körper und Psyche in ihren flexiblen und anpassungsfähigen Fähigkeiten wahrzunehmen und zu würdigen. Hier bieten die Massagen der Handreflexzonen eine wunderbare Gelegenheit, die Leistungen unseres menschlichen Wesens zur Gesunderhaltung und Gesundwerdung kennen zu lernen.

## Aufbau der Reflexzonen an den Händen

Mindestens genauso oft wie die oben genannten Einwände ist zu hören, dass die Reflexzonen kompliziert wären. Zugegeben, wer Reflexzonenkarten zum ersten Mal sieht, auf den wirken sie recht komplex. Wenn Sie sich jedoch den Aufbau etwas genauer betrachten, werden Ihnen die Handreflexzonen schnell das Gegenteil beweisen und aufzeigen, dass ihr Aufbau einfach, klar und verständlich ist. Um es noch leichter zu machen, darf ich Sie einladen, einen Menschen gedanklich in Scheiben zu teilen – und natürlich wieder zusammenzusetzen.

### Der erste Schnitt – links/rechts

Beginnen wir dazu mit der Längsachse. Der erste gedankliche Schnitt führt vom Scheitel an der Mittellinie entlang geradewegs durch Nase, Kehlkopf, Brustbein und Nabel nach unten und trennt den Körper in eine linke und eine rechte Hälfte. Damit ist die linke Hand an der linken Körperhälfte und die rechte Hand an der rechten Seite. Genau dies gilt auch für die Reflexzonen. An der linken Hand finden wir alle Körperstrukturen der linken Körperseite, wie die Milz, die linke Schulter oder die linksseitigen Weisheitszähne. Dementsprechend sind natürlich die Reflexzonen der rechten Hand für die rechtsseitigen Organe zuständig. Dazu gehören zum Beispiel die Gallenblase, das rechte Auge oder die rechte Hüfte.

### Der zweite Schnitt – vorn/hinten

Nachdem Sie die beiden Seiten wieder zusammengefügt haben, dürfen Sie den nächsten Schnitt machen. Trennen Sie dazu den Körper gedanklich in eine Vorder- und eine Rückseite. Am Kopf beginnend führt diese Trennebene wie eine große Glasscheibe durch beide Ohren, beide Schultern und beide Hüften. Auch hier stimmen die Verhältnisse des Körpers mit denen an den Handreflexzonen überein: Die Körpervorderseite wird von den Reflexzonen an den Handoberseiten vertreten und die rückwärtigen Anteile des Körpers finden sich in den Handflächen. Doch diese Regel ist nur für die Behandlung von exponierten Teilen des Körpers wichtig. So finden sich auf den Handoberseiten die Reflexzonen von Nase, Lippen, Kehlkopf, Schlüsselbeinen, Brustbein, Brustdrüsen, Gallenblase, Nabel oder Geschlechtsorganen – während an den Handflächen die Reflexzonen für Hinterkopf, Nacken, Schulterblätter, Rückenmuskulatur, Ischiasnerv oder Anus vertreten sind. Da die meisten Eingeweide wie Magen, Darm, Lunge oder Herz in Bauch- und Brustraum mittig angelegt sind, finden sich die Reflexzonen an beiden Handhälften, sowohl an der Handoberfläche wie auch an der Handinnenfläche. Nur Nieren oder Milz, die mehr Richtung Rücken liegen, haben ihre Reflexzonenplätze auf den Handflächen, während die Brustdrüsen oder die Geschlechtsorgane auf der Handoberseite sind.

Bereits jetzt gewinnt die Reflexzonensystematik an Präzision. Eine Umrundung der Hand mag dies noch eindrucksvoller verdeutlichen:

***Reise zu den Reflexzonen***

Ich möchte Sie einladen, auf dieser kleinen Reise die Systematik der Reflexzonen Ihrer linken Hand näher kennen zu lernen. Am besten begleiten Sie die einzelnen Stationen an Ihrer Hand mit einem Finger der rechten Hand. Gestartet wird am Daumensattelgelenk der linken Hand (1), am Grund des Daumenballens, genau an der Stelle, an der die Haut von der grobporigen Hautstruktur der Haut der Oberseite in die feinstrukturiertere der Handflächenhaut übergeht. Hier befinden sich die Reflexzonen der Bandscheiben und Wirbel der unteren Brust- und oberen Lendenwirbelsäule. Bei unserer Reise folgen wir dem

Zwerchfellmuskel, der sich entlang der Gelenklinie zwischen den Mittelhand- und Handwurzelknochen erstreckt. Wenn wir unsere Umrundung an den Wirbelsäulenzonen zur Handfläche hin beginnen, treffen wir gleich nach dem Start die linksseitige Rückenmuskulatur (2), die sich etwa einen Finger breit neben der Übergangslinie entlang zieht. Auf der nächsten Station unserer Reise tauchen die rückwärtigen inneren Organe auf, die unterhalb des Zwerchfells liegen. Dies sind die linke Niere (3), die Bauchspeicheldrüse (4), die Milz (5) und schließlich der absteigende Dickdarm (6). Nun erreichen wir die Handkante. Etwa einen Finger breit entfernt von der Kante befinden sich die Arme (7): an der Handinnenfläche die Rückseite und nach dem Hautübergang an der Handoberseite die behaartere Vorderseite. Weiter auf der Handoberseite liegen die gleichen Organe wie auf der Innenseite, nur diesmal erreichen wir deren bauchwärts gerichtete Seite (Arme (8), Dickdarm (9), Milz (10) und Bauchspeicheldrüse (11)). Wenn wir weiterreisen, kommen wir im Bereich zwischen Daumen und Zeigefinger zum Sonnengeflecht des Bauchnervensystems (12) und weiter zum vegetativen Grenzstrang (13), die sich beide bis zu unserem Startpunkt (1) hin ausstrecken. Und damit ist unsere Rundreise zu Ende.

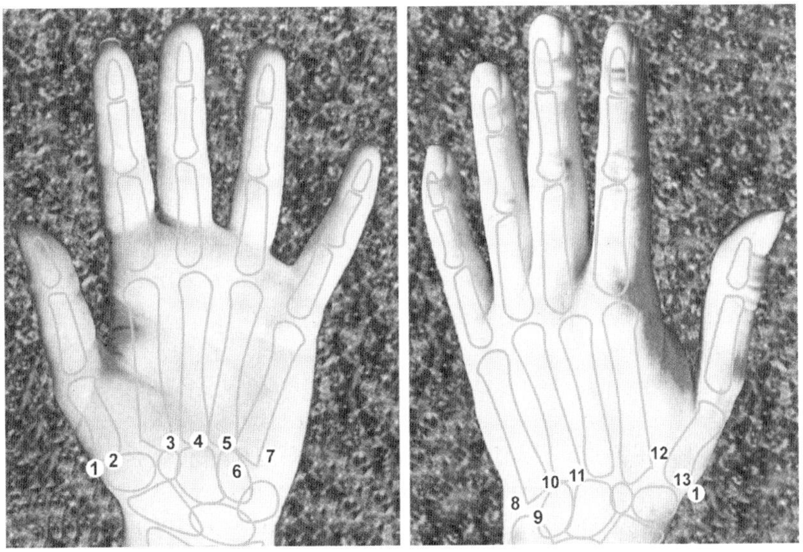

## Der dritte Schnitt – die Etagen

Nachdem wir die beiden senkrechten Ebenen von vorn nach hinten und von links nach rechts vollzogen haben, fehlt noch die dritte Dimension. Hierzu können wir die Ebene von oben nach unten gleiten lassen und uns eine Etage nach der anderen genauer ansehen. Dabei dienen uns die Abschnitte und Segmente der Wirbelsäule als Anhaltspunkte.

### Die Kopf-Etage

Beginnen wir bei unserem Durchgang ganz oben. Die Kopf-Etage beginnt an den Fingerspitzen und geht bis zu den Beuge- bzw. Streckfalten der obersten Fingergelenke. Dieser Bereich zeigt den Kopfraum zwischen dem Schädeldach und einer Linie, die vom oberen Ende der Halswirbelsäule um den Kopf herum führt. Diese Linie entspricht den Beugefalten des Nackens am Hinterkopf und zieht dann über die Ohren nach vorn in das Gesicht über die Augen bis hin zur Nasenwurzel.

Somit beinhalten die Fingerbeeren die hintere Hälfte des Gehirns mit seinen Funktionen. Dazu gehören beispielsweise die Hirnanhangdrüse als Dirigentin der Hormone, die Zentren für die Verarbeitung der optischen Wahrnehmungen oder der Hirnstamm mit dem Atem- und Kreislaufzentrum. Direkt am Hautübergang am Daumenendgelenk hat das Kopfgelenk seinen Platz.

Wechseln wir zur anderen Seite der Finger, dann repräsentieren die Fingernägel mit den Nagelbetten die vordere Hirnhälfte sowie die Zirbeldrüse als eine unserer wichtigsten Rhythmusgeberinnen im Leben. Zudem findet sich am Nagelbett von Daumen und Zeigefinger die Stirnhöhle. Die Bereiche zwischen den Nagelbetten und den Endgelenken beherbergen am Ringfinger sowie am kleinen Finger die Reflexzonen unseres Gehörs und am Zeige- und Mittelfinger die der Augen.

### ▶ Aus der Praxis: Endlich wieder freien Kopf!

Einer meiner Patienten kam mit langjährigen Stirnhöhlenproblemen in meine Praxis, die sich trotz intensivster Behandlungen mit Antibiotika nicht besserten und zu wiederkehrenden Schädelinnenentzündungen geführt hatten. Auf den ersten Blick war außer einer etwas rissigen Haut in den zugehörigen Reflexzonen an den Nagelfalzen von Daumen, Zeigefinger und Ringfinger beider Hände wenig zu entdecken. Jedoch auf meine Frage hin, ob diese Bereiche schon einmal auffällig waren, bestätigte der Patient völlig verblüfft, dass sich in den Entzündungszeiten auch die Nagelfalze entzündet hatten. Durch konsequente naturheilpraktische Sanierungen blieben schließlich die Entzündungen an den Fingern wie im Schädel aus und die damit verbundenen Probleme wie Kopfschmerz, Müdigkeit und asthmatische Anfälle wurden nach und nach besser.

### Die Hals-Etage

Die Reflexzonen-Etage unter der Kopf-Ebene umfasst Daumen und Finger bis zu ihren Grundgelenken. In dieser Ebene zeigen sich Halswirbelsäule, Hals und Nacken sowie der gesamte Mund-Nasen-Rachen-Raum. Die Reflexzonen der Halswirbelsäule befinden sich am Daumen, genauer gesagt, am Übergang der Oberseitenhaut in die Handflächenhaut. An der Oberseite des Daumens sind die Reflexzonen von Nase, Mund, Schneidezähnen, Kinn und Kehlkopf mit den Stimmbändern. An Zeige-, Ring- und Mittelfinger haben die Nebenhöhlen und der seitliche Mund ihre Plätze. Der kleine Finger schließlich beherbergt auf seiner Oberseite das Kinn und das Kiefergelenk.

Auf der Beugeseite der Finger sind die Nackenmuskeln und die tiefe Mundhöhle mit den Backenzähnen vertreten. Mit den Fingerzwischenräumen können wir das Innere unseres Mund- und Rachenraumes behandeln. Hier finden wir vor allem das lymphatische System und zwischen Ringfinger und kleinem Finger können wir die Hörschnecke mit dem Gleichgewichtsorgan erreichen.

### ▶ Wie ich meine Stimme wieder fand

Viele, die in der Öffentlichkeit stehen oder Seminare geben, kennen das Problem, dass nach einem langen Vortrags- oder Redemarathon am nächsten Tag die Stimme versagt. Als ich mich einmal in einer solchen Situation wiederfand, erinnerte ich mich der Handreflexzonen. Obwohl zu der Zeit noch sehr skeptisch, fand ich recht schnell die unangenehmen Stellen zwischen Zeige-, Mittel- und Ringfinger. Nach ein paar Minuten Dauerdruck auf die betreffenden Zonen wurde das Gefühl in den Reflexzonen breiter und irgendetwas schien sich an den Fingern zu lösen. Nach ein paar weiteren Minuten sanfter Massage entspannte sich auch der Hals. Als ich mir dann in die drei intensivsten Punkte an jeder Hand eine Akupunkturnadel setzte, spürte ich ein Fließen im Hals und nach ein paar Mal Räuspern fand ich meine Stimme wieder. Natürlich habe ich an diesem Tag meine Stimme geschont. Dies war eine der Erfahrungen, die mich nachhaltig von den Handreflexzonen überzeugten, und inzwischen wurden sie mir für Praxis und Eigenbehandlung unentbehrlich.

### Die Brust-Etage

In der nächsten Etage, im Bereich der Mittelhandknochen, finden sich die Reflexzonen der Brustwirbelsäule, der Schultern und Arme sowie des Brustkorbs mit den Organen, die hier angesiedelt sind. Wieder beginnend beim Daumen sind an der Hauttrennlinie die Reflexzonen der Brustwirbel. Die Rippen, die hier ansetzen, folgen einem charakteristischen Verlauf, der sich auch an den Händen wiederfindet. Im Brustkorb geborgen verrichten Herz und Lunge ihre lebenswichtigen Aufgaben. Beide Organe sind sowohl an den Handflächen wie auch an den Handoberseiten erreichbar. Für die obere Begrenzung des Brustkorbs, den Schultergürtel, gilt, dass die Zonen der Schlüsselbeine auf der Handoberseite über den Fingerknöcheln ihre Störungen zeigen und die Reflexzonen der Schulterblätter mit ihren Muskeln über den Gelenkköpfchen der Fingergrundgelenke in den Handflächen zu finden sind. Die Schultergelenke selbst haben ihre Reflexzonenplätze außen an den Grundgelenken der kleinen Finger – das rechte Schultergelenk an der rechten Hand und das linke entsprechend links. In der Verlängerung von kleinem Finger zur Handkante sind die Reflexzonen der Arme, Ellenbogen und schließlich die der Hände selbst.

Diese genaue Beschreibung soll zeigen, wie präzise sich unser Körper in den Handreflexzonen wiederfindet. Folgende Fallbeispiele können dies eindrucksvoll bestätigen.

### ▶ Kein Hustentheater

Einer meiner Freunde, den vor einem Theaterbesuch trotz Hustenbonbons eine Hustenattacke nach der anderen plagte, wollte schon auf den lange geplanten Abend verzichten. Da wir verschiedene Plätze hatten, zeigte ich ihm und seiner Partnerin, welche Punkte in den Bronchial- und Zwerchfellzonen geeignet sind, den Husten zu unterdrücken. Bereits beim Zeigen der Massagegriffe an den druckempfindlichen Punkten an seinen Händen linderte sich der Husten etwas und nach der weiteren Selbstbehandlung während der Vorstellung verschwand der Hustenreiz völlig. So wurde es dank der Handreflexzonen ein genussvoller hustenfreier Abend.

**▶ Die Folgen eines Motorradunfalls**

Ein junger Mann hatte bei einem Motorradunfall eine schwere Schulterverletzung davongetragen. Die gebrochenen Knochen waren wieder zusammengewachsen, die gerissenen Muskeln wieder heil, aber das Schultergelenk blieb teilweise steif. So waren Schmerzen in Schulter und Arm seine täglichen Begleiter, mit denen er inzwischen gelernt hatte umzugehen. Nur bei Wetterwechsel, Überanstrengungen oder ungewöhnlichen Belastungen wurden die Schmerzen unerträglich. In dieser Situation erschien der Patient in meiner Praxis. Gemeinsam mit einer Ärztin für Naturheilverfahren und einem Physiotherapeuten suchten wir nach Lösungen. Eine davon bestand in täglicher Selbstmassage der betreffenden Schulterzonen an seinen Händen. Infolge unserer gemeinsamen Bemühungen und des Engagements seitens des Patienten blieb der unerträgliche Schmerz aus. Der Patient konnte die Schmerzattacken, wenn er sie nahen fühlte, durch die Selbstmassage der Handreflexzonen deutlich reduzieren.

### Die Lenden- und Kreuzbein-Etage

Diese beiden zusammenhängenden Ebenen sind um die Handwurzelknochen herum angeordnet und beinhalten die Organe, die von der Lendenwirbelsäule bis hin zum Steißbein versorgt werden. Dazu gehören Dünn- und Dickdarm, Geschlechtsorgane, Blase und Beckenboden. Diese Reflexzonen haben sich für die Behandlung von Hexenschuss und Ischiasschmerzen bestens bewährt und konnten bereits viele Menstruationsstörungen erfolgreich beheben.

Auch diese Zonen folgen wieder der bekannten Systematik: In der Mitte der Daumen, am Übergang von der Oberseitenhaut zur Haut der Handfläche liegen die Reflexzonen der Bandscheiben und Richtung der Handfläche bzw. der Daumenballen schließen sich die Rückenmuskeln an. An der Handoberseite haben schließlich Eierstöcke und Hoden ihre Zonen.

Die Seiten der Handgelenke stellen die Grenze der Reflexzonen an der Hand dar. Daumenseitig ist die Reflexzone für den kleinen Rollhügel des Oberschenkelknochens und auf der Kleinfingerseite die für den großen Rollhügel. Diese beiden Auftreibungen am oberen Ende des Oberschenkels sind die Ansatzstellen für die kräftigsten Muskeln der Hüfte, die dem Menschen im Laufe der Evolution die Aufrichtung von vier auf zwei Beine erlaubten.

### ▶ Das Kreuz mit dem Kreuz

Auch wenn die Möglichkeiten der Handreflexzonen bei Rückenproblemen alleine bereits ein Buch füllen würden, möchte ich ein besonders charakteristisches Beispiel herausgreifen: Einen guten Bekannten plagen immer wieder Kreuzschmerzen und Hexenschussattacken, die ihn dann einige Tage schwer belasten. Bei einem großen Gartenfest hatte er gerade ein paar Kisten gehoben, als ihn eine solche Kreuzschmerzattacke ereilte. Das Einzige, was ich tun konnte, war, ihm an den Ohren und an den Händen die Reflexzonen des Rückens zu behandeln. Den Rest des Festes sah ich ihn immer wieder, wie er seine Lendenwirbelzonen an den Händen massierte. Die prompte Besserung überzeugte ihn dann so sehr, dass er dem Wohl seiner Wirbelsäule mehr Bedeutung schenkte und mit konsequenter Physiotherapie zusammen mit seinen „Notfallpunkten" an den Händen wieder einen stabilen Rücken erlangte.

### ▶ Auch für Männer in der Regel gut

Dass sich Zyklusstörungen und Regelschmerzen bei Frauen durch die Massage der Hormonzonen an den Händen hervorragend beeinflussen lassen, hat sich bereits herumgesprochen. Hier möchte ich auch einmal das männliche Geschlecht mit seinen Prostataproblemen ansprechen. Bei diesem für Männer so heiklen Thema bestehen die größten Probleme im Wasserträufeln und in schmerzhaften Schwellungen der Vorsteherdrüse. Als ein Patient ein solches Problem beim Abschlussgespräch einer anderen Behandlung zur Sprache brachte, verwies ich ihn an einen Urologen zur Abklärung und gab ihm den Tipp, sich selbst die betreffenden Reflexzonen mehrmals täglich zu massieren. Als ich ihm nach etwa einem Jahr wieder begegnete, zeigte er auf seine Genitalzonen an der Hand und meinte, dass der Massagegriff erfolgreich gewesen wäre.

### ▶ Auch im Alter beweglich bleiben

Eines der Probleme, die das Älterwerden mit sich bringt, ist die nachlassende Beweglichkeit, insbesondere die der Hüften. Dies wird begleitet von Schmerzen, die sich bei Bewegung melden. Diese Probleme führten eine 76-jährige „Grand Dame" in meine Praxis. An ihrem Handgelenk besaß sie ein paar Stellen, die besonders empfindlich waren und die sie sich selbst immer wieder rieb. Nachdem sich durch die kinesiologische Testung herausstellte, dass diese Reflexzonen zu ihren

Hüftgelenken gehörten, war sie leicht davon zu überzeugen, die Massagen an den Händen systematischer und täglich zu machen. In Verbindung mit neuraltherapeutischen Maßnahmen verbesserte sich die Beweglichkeit, und die neu gewonnene Erfahrung, dass sie selbst in ihrem Alter noch aktiv zu ihrem Wohlbefinden beitragen konnte, gab ihr einen zusätzlichen Schub an Lebensmut.

Die Fallbeispiele sollen zeigen, wie man sich im Alltag die Methode der Handreflexzonen-Massage zunutze machen kann und dass es auch für Laien recht einfach ist, die Reflexzonen zu finden. Dabei ermöglicht der klare Aufbau der Handreflexzonen, die empfindlichen Stellen einer Körperregion zuzuordnen und sie einzugrenzen. Darüber hinaus ist es möglich, mit verschiedenen Testmethoden, wie Kinesiologie, Biotensor oder bioelektronischen Verfahren, eine genaue Analyse zu machen, und natürlich sollte bei Verdacht auf eine Erkrankung ärztliche oder naturheilpraktische Unterstützung gesucht werden.

## Kleine Zeichenkunde

Bei nervösen Zeitgenossen fällt auf, dass diese oft ihre Finger bearbeiten. Sie zupfen vor allem an den Nagelfalzhäuten und verbeißen sich manchmal richtig darin. Die Reflexzonen, die hierüber bearbeitet werden, sind die des Gehirns. Somit üben diese Menschen einen dauernden Reiz auf ihre Gehirnzonen aus und werden dadurch natürlich immer noch nervöser.

***Tipp***

Diese Thematik kenne ich zu meinem Leidwesen bestens aus eigener Erfahrung. Gegen Nervosität haben sich Fingerbäder mit ätherischen Ölen gut bewährt. Nehmen Sie eine kleine Schale, in die Sie eine Ölmischung aus 10 ml Jojobaöl, 5 ml Mandelöl und jeweils 1 ml Lavendel-, Melissen-, römische Kamille- und Rosenholzöl (noch besser Rosenöl) geben. Baden Sie Ihre Finger in der Ölmischung einmal täglich etwa 3 bis 5 Minuten. Die Mischung können Sie anschließend in ein Fläschchen leeren und etwa sieben Tage lang benutzen. Diese Anwendung vermittelt Gelassenheit, heilt Wunden (auch seelische) und macht schöne Fingernägel.

**Warzen**

Ein auffälliges Zeichen sind Warzen. Kinder im Alter von 7 bis 14 Jahren sind davon besonders betroffen. Dagegen helfen weder Tinkturen noch Ausbrennen. Warzen kehren meistens immer wieder zurück. Darum sollten wir diese Hautanhangsgebilde anders betrachten. Schauen wir uns doch einmal an, was wirkt: Mein Großvater war bekannt dafür, Warzen wegzuzaubern. Er nahm einen Bindfaden, wickelte ihn um eine Warze, zog ihn mit großem Brimborium wieder weg und verbrannte den Faden feierlich. Inzwischen habe auch ich bereits einige Dutzend hartnäckiger Warzen weggezaubert, nicht nur bei Kindern.

Da bei Warzen offensichtlich Rituale erfolgreich sind, spielen seelische Prozesse eine wesentliche Rolle, die durch eine rituelle Klärung die Haut rückstandsfrei glätten. Es ist für mich immer wieder erstaunlich, dass nach einer solchen erfolgreichen Warzenbehandlung ein deutlicher Reifeschub bei den Kindern stattfindet. Ich betrachte Warzen inzwischen als „emotionalen Sondermüll", für dessen Entsorgung der Körper Viren zu Hilfe holt.

Was die Lokalisation der Warzen betrifft, so kennt der Körper keine Zufälle. Der Reflexzonenort an der Hand zeigt, dass die Idee eines Organs in Schwierigkeiten ist. Die Idee bezeichnet die Kopplungen eines Organs mit ihm zugehörigen Emotionen. Die asiatischen Medizinlehren beschreiben ausführlich diese Organideen. So ist in der traditionellen chinesischen Medizin das Herz mit der Freude verknüpft, die Leber mit dem Zorn, die Lunge mit der Trauer, die Milz mit den Sorgen und die Nieren mit der Angst. So fremd sind uns diese Konzepte keineswegs, nur erhalten sie bei uns nur den Stellenwert einer Alltagsbetrachtung. Jemandem läuft die Galle über, etwas nimmt einem die Luft oder ein Ereignis bricht jemandem das Kreuz; das sind Aussagen, die auf diese Organideen hinzielen. Der übertragene Sinn dieser Organsprache ist auch ohne Übersetzung zu verstehen.

Warzen können als emotionaler Sondermüll bezeichnet werden

Wird eine Warze in diesem Kontext betrachtet, hat sie einen Sinn und wird in ihrer Funktion als Alarmsignal in den Reflexzonen gewürdigt. Dann kann sie leicht gehen. Wird der Alarmleuchte aber mit dem Messer oder dem Brenneisen zu Leibe gerückt, ist ihre Funktion mehr denn je gefragt, und so meldet sie sich wieder. Oder anders ausgedrückt: Wenn die Ölkontrollleuchte Ihres Autos aufleuchtet, schauen Sie dann nach dem Öl oder drehen Sie das Lämpchen heraus?

***Ein Warzenritual für Kinder***

Lassen Sie das Kind zuerst seine Warzen mit Buntstiften auf ein Blatt Papier malen. Fragen Sie bitte nach, ob nun alle Warzen auf dem Papier sind. Dann dürfen Sie dieses Blatt zerknüllen und mit einem möglichst phantasievollen (und für das Kind glaubwürdigen!) Ritual mit Beschwörungsformeln vor den Augen des Kindes verbrennen. Am Ende sollte dann das Kind als aktive Leistung die Asche selbst vergraben. Sie werden überrascht sein, wie schnell nach einem solchen Ritual die Warzen verschwinden.

**Schwielen oder Verhornungen**

Schwielen oder Verhornungen an den Händen von Bauarbeitern oder Industrienäherinnen sind sicherlich keine Reflexzonenzeichen. Wenn aber solche Hautverdickungen bei Menschen auftreten, die keine Tätigkeiten ausüben, bei denen die Haut einen derartigen Schutz benötigt, sollte an die Reflexzonen gedacht werden. Das häufigste Beispiel dafür sind Schulterverspannungen. Hier finden sich oft in den zugehörigen Reflexzonen über den Fingergrundgelenken der Handinnenseite Schwielen, bei denen keine mechanischen Ursachen erkennbar sind. Die Erfahrung hat gezeigt, dass Verhornungen oder Hautverdickungen vor allem Überlastungen des muskulären Bewegungsapparats anzeigen. Ein weiteres Beispiel dafür sind Tennis- oder Mouse-click-Ellenbogen, wo sich etwa in der Mitte der Handaußenkante der betroffenen Hand Gewebeverdickungen finden. Chronische Verspannungen der Nackenmuskulatur zeigen sich oft als kleine punktuelle Verhornungsinseln an der Beugeseite des Daumenendgelenks. Schließlich projizieren die Hüften ihre Überlastungsschwielen an die zugehörigen Reflexzonenorte an der Handwurzel. Alle diese Zeichen sind klare Aufforderungen, diesen Regionen mehr Bewegung und Entspannung zukommen zu lassen.

***Tipp***

Sollten Sie bei sich oder bei Freunden Schwielen an den Händen entdecken, gehen Sie doch einmal auf die Suche nach den entsprechenden Muskelspannungen. Nehmen Sie sich für die Orientierung die Tafeln zu Hilfe, und tasten Sie die Muskeln und Sehnen durch. Wenn Sie die betreffenden Muskeln konsequent entspannen, werden Sie nach etwa 4 bis 6 Wochen den Erfolg bemerken. Sie unterstützen die Entspannung, indem Sie die Schwielen mit einer Ölmischung aus 10 ml Jojobaöl und 1 ml Dillöl – dem Öl der römischen Gladiatoren – regelmäßig massieren.

### Verquellungen und Einziehungen

Die Zeichen, die am häufigsten beim Tasten der Reflexzonen anzutreffen sind, sind Verquellungen und Einziehungen. Eine verquollene Zone fühlt sich an, als ob sich eine Gelee-Erbse unter der Haut befände. Manche sind punktuell und kleinflächig, andere erstrecken sich über ein größeres Gebiet. In allen Fällen sind Verquellungen druckschmerzhaft.

**Tipp**

Wie man leicht Verquellungen prüft, hat mich einer meiner Reflexzonenausbilder, Günter Quillitsch, gelehrt: Wenn wir mit einem kugelförmigen Instrument über die Haut fahren und die Kugel springt, dann ist es eine Muskelspannung. Springt der Patient, dann ist es eine Zone.

Geht ein solcher Verquellungsprozess weiter, verhärtet sich die Stelle und schließlich kommt es zu Knötchenbildungen in den Reflexzonen. Diese Zeichen spiegeln den Zustand des Bindegewebes in dem zugehörigen Organ bzw. der Körperstruktur wider. Pischinger hat in seinem Werk *Das System der Grundregulation* die Funktion des Bindegewebes beschrieben und aufgezeigt, welche Bedeutung es für unser Leben und Überleben hat. Ein Gewebe verquillt dann, wenn es überreizt wird oder wenn es mit Stoffwechselschlacken überlastet ist. Was folgt, sind die klassischen Entzündungszeichen: Schwellung, erhöhte Aktivität in Form von Rötung und Wärme, Schmerz und Beeinträchtigung der Funktion. Zudem verschiebt sich das Säure-Basen-Gleichgewicht der Gewebsflüssigkeit in Richtung sauer und verändert damit gleichzeitig ihre Konsistenz vom flüssigen zum gelartigen Zustand. Dieser Gelzustand findet sich dann in den Reflexzonen wieder, wo er als Verquellung zu ertasten ist. Ohne diese Hintergründe zu kennen, wäre man versucht, die geleeartigen Reflexzonenstellen wegzudrücken oder zu verteilen. Doch damit würde, wie sich in der Praxis immer wieder gezeigt hat, das Gewebe noch mehr gereizt. Somit müssen Reflexzonen, die solche Zeichen zeigen, beruhigt und dafür gesorgt werden, dass die Stoffwechselschlacken den Körper verlassen können.

Bei Einziehungen handelt es sich um eine Depotfunktion des Bindegewebes. Infolge einer länger dauernden Überflutung mit Reizen oder Stoffwechselschlacken versucht das Bindegewebe, das belastende Material zu deponieren. Einziehungen stellen einen energiearmen Zustand dar, bei dem die Organfunktionen nur mehr auf Sparflamme ablaufen. Hier hat sich der Gelzustand noch weiter verdichtet.

Auch diese Art von Reflexzonen-Zeichen lässt eine klare Aussage über den Zustand des Bindegewebes in den betroffenen Organen zu: Der Körper wartet auf genügend Energie und Kraft, um die Stoffwechseldepots zu entsorgen. Als Konsequenz für die Behandlung solcher Reflexzonen-Zeichen darf der energiearme Zustand etwas aktiviert werden. Gleichzeitig muss aber auch für eine Ausleitung der Schlacken gesorgt werden, da ansonsten nur die Schlacken aufgewirbelt und das Gewebe unnötig gereizt wird. Hierbei wird eine naturheilkundliche Faustregel verständlich: „Ein chronischer Zustand heilt über eine akute Phase aus.“ Wir dürfen ihn ergänzen: „aber nur, wenn wir die Schlackenstoffe ausleiten“.

*Rezept*

**Ausleitungstee zur Stoffwechselentlastung**

Ich möchte Ihnen eine Teemischung zur Stoffwechselentlastung empfehlen, von der Sie kurmäßig zweimal im Jahr jeweils drei Wochen lang eine Thermoskanne voll täglich trinken dürfen. Bei spezifischen Beschwerden, Medikamenteneinnahme oder Überempfindlichkeiten sollten Sie sich von Ihrem Apotheker oder Heilpraktiker beraten lassen.

Teemischung: 30 g Angelikawurzel, 30 g Löwenzahnwurzel, 30 g Meisterwurz, 20 g Birkenblätter, 20 g Brennnesselkraut, 20 g Ehrenpreiskraut.

Pro Liter Wasser 2 Teelöffel Kräutermischung nehmen und 12 bis 15 Minuten ziehen lassen.

### Farbveränderungen

Weisen gerötete Zonen auf Überreizungen in den zugehörigen Körperregionen hin, so zeigen blasse Zonenbereiche einen Energiemangel an. Hierbei sind nicht nur körperliche oder stoffwechselbedingte Zustände gemeint. Viel entscheidender ist bei den Farbveränderungen, wie das Gewebe energetisch geladen ist. Hier haben wir es wieder mit der Idee eines Organs zu tun, deren Sinn über die Alltagssprache verständlich wird.

Farbveränderung von Zonen an der Hand dürfen wir in diesem Sinne betrachten und uns im tiefsten Inneren fragen, was uns das betreffende Organ zu sagen hat. Dann erhalten wir meist auch Antworten, die uns mitteilen, was zu einer Heilung nötig ist.

***Beispiel für die Organidee***

Es gibt Zeiten, in denen wir über eine Konfirmandenblase verfügen, und andere, in denen wir mit derselben Blase Hunderte von Autokilometern zurücklegen oder einen Verhandlungsmarathon ohne Harndrang überstehen. Wenn wir das Wasser nicht halten können, sind verschiedene seelische Energiezustände als Ursache denkbar: Müssen wir häufig Wasser lassen, sind wir meistens aufgeregt; fühlen wir uns in einer guten seelischen Grundspannung sicher, bedingt dies auch eine größere Dehnungskapazität der Blase. Harnträufeln tritt dagegen meist dann auf, wenn uns eigentlich zum Weinen zumute ist, wir das aber nicht zulassen können. Dann nehmen die Tränen statt der oberen die untere Pforte. Den Spannungsverlust im Weinerlichsein und die Hingabe an die Trauer oder Verzweiflung lässt sich körperlich einfach nicht verleugnen.

**Ekzeme**

Noch deutlichere Zeichen sind Entzündungen, Hautveränderungen oder Ekzeme an den Händen. Hier gilt es zu unterscheiden, ob davon die gesamten Hände betroffen sind oder ob nur einzelne Bereiche solche Zeichen aufweisen. Nur Letzteres darf auf die Reflexzonen bezogen werden, während bei Ersterem auf ein allgemeines Stoffwechsel-, Nerven- oder Infektionsgeschehen zu schließen ist. In jedem Fall sollten diese Zeichen ärztlich oder naturheilpraktisch abgeklärt werden. Sind es Reflexzonen-Zeichen, bedeutet dies, dass das zugehörige Organ massiv überreizt ist und dringend fachliche Hilfe benötigt. Bei einer systemischen Problematik müssen in eingehenden Untersuchungen die Ursachen erforscht und mit geeigneten Maßnahmen gegengesteuert werden.

## Ursache der Reflexzonen-Zeichen auf der Haut

### Der Anfang der Deutung

Als Ende des 19. Jahrhunderts Head und McKenzie zum ersten Mal wissenschaftlich nachweisen konnten, dass die Organe Stress in Form von Hautveränderungen auf den Rücken projizieren, war die moderne Neurologie geboren. Da sie der Annahme waren, die Nervenimpulse folgten auf ihrem Weg bestimmten Reflexen, erhielten diese Hautphänomene den Namen Reflexzonen. Inzwischen sind die Reflexe wie auch die Reflexzonen besser erforscht und heute weiß man, dass die Weiterschaltung der Impulse Regeln folgt, die besser mit dem Begriff Impuls-Gegenrechnung bezeichnet werden.

Melzack und Wall haben in den sechziger Jahren für ihre bahnbrechenden Erkenntnisse bei der Schmerzweiterleitung und Schmerzwahrnehmung den Nobelpreis erhalten. Sie entdeckten, dass die Nervenimpulse in den Wirbelsäulenetagen umgeschaltet werden. Dies ist vergleichbar mit einer Autobahnkreuzung, an der drei Datenhighways, sechs Schnellstraßen und mindestens acht Nebenstraßen zusammentreffen – in jedem Wirbelsäulensegment.

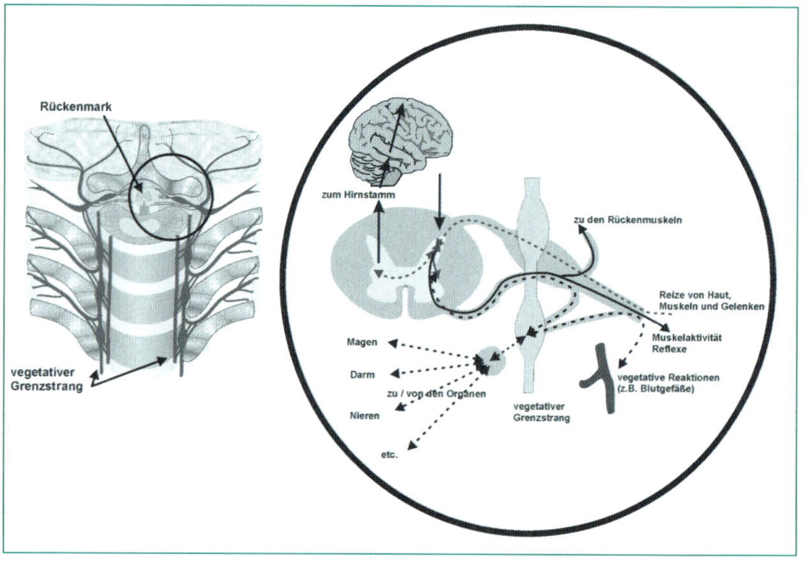


So ist verständlich, dass es erst in unserer Zeit der Informationstechnologie gelang, den Datenfluss besser zu durchschauen. Von diesen segmentalen Datenkreuzungen erhalten die Muskeln ihre Impulse, hier werden Schmerzen umgeschaltet und hier findet ein reger Informationsaustausch zwischen den Organen und den Reflexzonen auf der Haut statt.

## Das vegetative Nervensystem

Mit diesen neurologischen Grundlagen sind die Reflexzonen am Rücken zu erklären. Doch für die Wirksamkeit der Reflexzonen an den Händen oder Füßen reicht dieses Modell nicht aus. Dafür müssen wir uns das vegetative Nervensystem etwas genauer ansehen. Dieses Nervensystem führte lange ein rätselhaftes Schattendasein. Während sich die Neurologie auf das Gehirn mit seinen geistig höheren Funktionen stürzte, blieb es um das vegetative Nervensystem erstaunlich still. Es erinnerte zu sehr an die tierische Herkunft des Menschen und war zudem diffuser und komplizierter als ursprünglich angenommen. Neben einigen wenigen Forschern interessierten sich nur die Jäger und die Pioniere der Reflexzonen-Therapie intensiver für dieses rätselhafte Nervensystem, das so schwer zu fassen und dennoch überall präsent ist.

**Jägerlatein**

Die Jäger erkannten, dass ein mit Schrot geschossener Feldhase keineswegs zum gebratenen „Spuckkuchen" wurde. Im Gegenteil – nur wenige Schrotkörner konnten das Fell durchdringen und so wurde daraus ein ausgezeichneter „bleifreier" Sonntagsbraten. Doch was tötet nun den Hasen? Man fand heraus, dass er an den Folgen eines vegetativen Schocks stirbt, der durch den gleichzeitigen Aufprall der vielen Schrotkörner ausgelöst wird.

Das vegetative Nervensystem lässt uns selbst auf örtlich begrenzte Reize immer als Ganzes reagieren und findet eine Reizantwort, die den gesamten Menschen mit einbezieht. Besonders gut lässt sich dies bei Säuglingen beobachten. Wird ein Baby berührt, drückt es sein Wohlgefallen genauso wie seine Ablehnung mit seinem gesamten Körper und Wesen aus. Wie schnell das vegetative Nervensystem reagiert, mag die historische Eulengeschichte von Peczely deutlich machen.

**Ignaz Peczely – der Pionier der Irisdiagnose**

Im Pullover eines Budapester Jungen zur Zeit der österreichisch-ungarischen Monarchie hatte sich eine Eule verfangen, die sich in ihrer Verzweiflung immer weiter verhedderte. Um sie wieder zu lösen, musste er ihr eine Kralle brechen. Da füllte sich die Iris des Vogels mit Blut; gleichzeitig erschien dort ein dunkler Strich. Dieses Ereignis prägte den Jungen so sehr, dass er später Arzt wurde und als Pionier der Irisdiagnose die Zeichenpositionen und Lokalisationen der Organe in der Iris beschrieb.

Später wiesen Deck, Angerer u. a. nach, dass die Zeichen in der Iris vegetative Sympathikuszeichen sind. Auch wenn die Position des dunklen Striches zwar nicht den Iriszonen der Füße entsprach, war die sofortige Reaktion des vegetativen Nervensystems dennoch sehr eindrucksvoll.

Durch seine Antwort auf innere und äußere Reize sorgt das vegetative Nervensystem für unser Überleben und hält die Körperfunktionen in einem fein ausbalancierten Gleichgewicht. In den Waagschalen der vegetativen Balance wirken zwei gleichwertige Partner, der Sympathikus und der Parasympathikus. Übernimmt der Sympathikus die Oberhand, werden wir allgemein aufgeweckt und zu stärkerer Aktivität angeregt. Wird diese Aktivierung allerdings zu einem Dauerzustand, bedeutet dies für uns Stress. Im Gegenzug hat der Parasympathikus die Aufgabe, wieder für Entspannung und für das Auffüllen der Reserven zu sorgen. Auch darin können wir zu viel bekommen. Dann werden wir motivationslos und bewegungsarm. Idealerweise bilden die beiden ein Gegensatzpaar, wobei jeweils ein Partner situationsbedingt die Führungsrolle übernimmt.

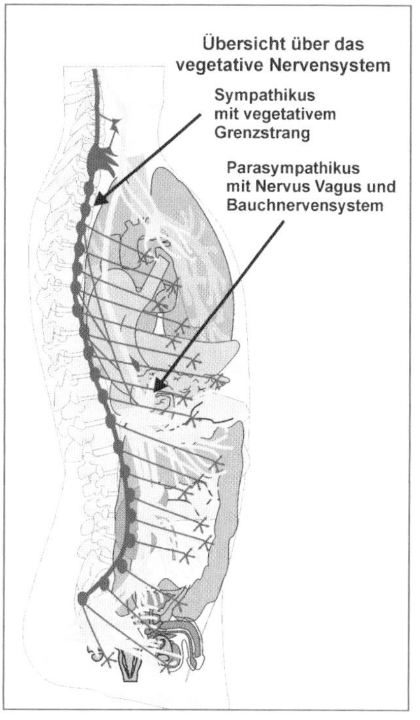


Das vegetative Nervensystem ist überall im Menschen vorhanden. Beispielsweise umhüllt es als feines Netz alle Blutgefäße, es reguliert die Grundspannung in den Muskeln, bestimmt den Salzgehalt in den Körpersäften, unterstützt die Regulation der Hormone und verzweigt sich mit seinen vielen Endknöpfen im Bindegewebe. Damit greifen diese entwicklungsgeschichtlich uralten Gegenspieler steuernd und regelnd auf alle körperlichen und psychischen Vorgänge ein.

Die Steuerung dieses nervlichen Grundsystems erfolgt in einem evolutionär sehr alten Teil des Gehirns, im so genannten Hypothalamus. Dies ist eine der wesentlichen Schaltzentralen. Von hier aus gehen die Impulse an das limbische System, wo die Gefühle zu Hause sind, an die Hirnanhangsdrüse zur Steuerung der Hormone, zum Hirnstamm, wo die Nervenkerne des Parasympathikus zu finden sind, und zum vegetativen Grenzstrang, der die Impulse des Sympathikus vermittelt. Zusätzlich hat sich das vegetative Nervensystem im Bauchraum mehrere große Nervengeflechte geschaffen, die alle inneren Organe steuern. Diese Nervenknäuel bilden gemeinsam eine Art zweites Gehirn, das maßgeblich das Denken beeinflusst. Unser Bauchhirn sagt uns, welche Grundmotivation für unser Überleben und Leben im Augenblick notwendig ist. Eine davon ist „hin zu" Nahrung, Fortpflanzung oder Freude, von denen wir lustvoll angezogen werden, die andere ist „weg von" Schmerz, Unlust oder Bedrohung, die wir ängstlich zu vermeiden suchen. Auf diese Weise hat das Bauchnervensystem die Funktion eines Wahrnehmungsfilters, der bestimmt, was unsere Aufmerksamkeit erreicht und welche Richtung unser Handeln nehmen soll. So wird verständlich, dass bei wichtigen Fragestellungen die Entscheidungen aus dem Bauch heraus am stimmigsten sind, da sie den vegetativen Lebensimpulsen entsprechen.

Das Vegetativum ist in seiner Gesamtheit ein riesiges Netz von Nervenverbindungen, die den ganzen Körper umfassen. Darüber werden auch die Reflexzonen informiert, die dann den jeweiligen Organzustand außen auf der Hautoberfläche anzeigen. Ein gutes Beispiel dafür ist der Kneiftest von Paul Nogier, einem Pionier der Reflexzonen, der erstmals im Westen die kartografischen Lokalisationen der Ohrreflexzonen entdeckte.

***Das therapeutische Kneifen***

Nogier maß den Hautwiderstand der Kniezone am Ohr eines Probanden. Daraufhin kniff er ihm kräftig in das Knie. Bei der erneuten Messung Augenblicke später war der Hautwiderstand der Kniezone deutlich verändert, während die Referenzpunkte weitgehend unbeeinflusst blieben. Auch hier werden von den verschiedenen Schulen vegetative Weiterschaltungen als ursächlicher Mechanismus angenommen.

Die Natur kennt beim Nervensystem keine Einbahnstraßen, und so haben Reize von außen, von der Haut, natürlich auch Wirkungen nach innen auf die Organe. Die Reflexzonen erlauben uns sogar, über die Art und Intensität der Reize die Antwort des vegetativen Nervensystems zu beeinflussen. So wirken ätherische Öle anders als Heilsteine und die Art der Berührungen bestimmt maßgeblich, welche Informationen die Organe über die Reflexzonen erreichen. Mit den Massagen an den Händen geben wir unserem Organismus Reize, die der Regulation in Richtung Gesundheit und Wohlergehen die Bahnen öffnen. Das haben genügend erfolgreiche Behandlungen hinlänglich bewiesen.

## Der Stoffwechsel – das innere Urmeer

Der Mensch ist ein vielschichtiges Wesen, bei dem wir immer die Ganzheit im Auge behalten müssen und danach schauen sollten, wo sich verbindende Elemente finden. Eines davon ist das vegetative Nervensystem, ein anderes der Stoffwechsel, der uns so oft begegnet und über den wir oft nur recht wenig Bescheid wissen.

Der Begriff sagt, dass Stoffe gewechselt werden. Zudem ist bekannt, dass es darum geht, die 50 Billionen Zellen mit Sauerstoff sowie Nährstoffen zu versorgen und die Schlacken zu entfernen. Die Versorgung erfolgt über die Blutgefäße und die Entsorgung übernimmt hauptsächlich das Lymphsystem. Da bei dieser Fülle von Zellen unmöglich jede einzelne an eine private Arterien-, Venen- oder Lymphpipeline angeschlossen sein kann, hat sich die Natur einen Trick einfallen lassen: Das Grundregulationssystem oder anders ausgedrückt, unser inneres Urmeer.

Bereits vor Jahrmillionen entdeckten die ersten Zellen im Urmeer, dass sie im Zusammenschluss eine größere Überlebenschance hatten. Dafür legten sie sich eine Grenzschicht zu, die ihren Verband umhüllte und die gleichzeitig durchlässig war. Auf diese Weise gelangten die Nährstoffe aus der Umgebung zuerst in den Verbund, bevor sie den einzelnen Zellen zur Verfügung gestellt wurden. Andererseits wurden die Schlacken in den Verbund abgegeben und von dort aus nach außen entsorgt. Damit alles reibungslos funktionierte, engagierten die Zellen Transportmoleküle als Spediteure und Boten, deren bedeutendste Vertreter die Hormone darstellen. Zur Verständigung untereinander richteten die Zellen zudem Funksignale ein, mit denen sie sich in Form von Lichtkontakten untereinander austauschen.

Ein Organisationsprinzip, das sich bewährt hat

Als dann die ersten Lebewesen das Meer verließen und sich anschickten, das Land zu erobern, hatte sich dieses Organisationsprinzip bereits einige Jahrmillionen bewährt. Die Zellen waren damit sogar so erfolgreich, dass sie ihre Grenzschicht zur Haut verstärkten und das Urmeer kurzerhand in ihrer Hülle auf das Festland mitnahmen. Somit schwimmen auch im Menschen alle Zellen im eigenen inneren Urmeer und organisieren ihren Stoffwechsel nach dem gleichen Prinzip wie vor Jahrmillionen: Über die Arterien werden Nährstoffe und Sauerstoff in die jeweilige Region gepumpt und von den Huckepacksystemen zu den einzelnen Zellen gebracht. Anders herum entlassen die Zellen ihre Schlackenstoffe in das innere Urmeer, aus dem sie dann das Lymphsystem entfernt. Im besten Fall ist unser inneres Urmeer so klar wie die Gewässer in intakten Korallenriffen, wo man auch in sieben Meter Tiefe noch alles erkennen kann. Bei einer solchen Qualität des inneren Urmeeres finden die Nährstoffspediteure sehr leicht ihre Lieferadressen, und die Zellen werden von den Patrouillen des Immunsystems als Mitglieder des eigenen Verbundes erkannt. Zudem erreichen die Zellen mit ihren Lichtsignalen selbst entlegene Zellverbände in einer schnellen Geschwindigkeit und einer fehlerfreien Übertragungsqualität.

Doch leider sieht die Situation nur selten so rosig aus. Die Qualität des inneren Urmeeres gleicht eher meist der, wie wir sie von der Lagune von Venedig oder der Nordsee an der Themsemündung her kennen. Dort hat die Verschmutzung der Natur bereits derartige Ausmaße erreicht, dass die Fische, die sich dorthin verirren, an Sauerstoffmangel oder am Abfall zugrunde gehen. Doch woraus bestehen die Überfrachtungen im Körper? Pestizidrückstände im Trinkwasser sind dafür genauso verantwortlich wie chemische Farb- oder Aromazusätze in Nahrungsmitteln und Medikamentenreste, die der Körper nur schwer wieder ausscheiden kann. Nicht zuletzt finden auch die Abgase des Straßen- und Luftverkehrs ihren Niederschlag.

In einem solch verschlackten inneren Urmeer geht es den Zellen schlecht. Die Spediteure und Boten finden nicht mehr alle Lieferadressen, die Zellen sind unglücklich, da sie die Lichtsignale ihrer Kolleginnen und Kollegen nur verstümmelt empfangen, und die körpereigenen Abwehrzellen werden misstrauisch, weil sie keine klaren Informationen mehr erhalten. In ihrer Verwirrung können sie dadurch auch gesunde Zellen des eigenen Systems angreifen, was dann oft Rheuma genannt wird. Genauso können die Abwehrzellen aber auch auf relativ unbedeutende Substanzen wie Blütenpollen, Hausstaub oder Früchte überreagieren. Dies ist unter dem Begriff Allergie bekannt. Kann der Körper am Anfang die Belastungen noch ausgleichen, so wird dies mit zunehmender Verschlackung immer schwieriger. Irgendwann sind die Ausgleichsreserven aufgebraucht und aus Stoffwechselstörungen entwickeln sich organische Funktionseinbußen, die schließlich in Krankheit und Leiden münden.

Ob Akupunktur, Bioresonanztherapie oder Reflexzonen-Behandlung – in einem derartig stoffwechselbelasteten Urmeer verhallen auch die besten Regulations- und Informationstherapien. Allerdings gibt das vegetative Nervensystem Auskunft darüber, welches Organ belastet ist und saniert werden muss. Die Naturheilkunde kennt eine Fülle von Möglichkeiten, wie Schadstoffe oder stoffwechselbelastende Schlacken ausgeleitet werden können. Maßnahmen wie Tee- und Fastenkuren, Homöopathie, Schröpfen oder Sauna sollten dabei kombiniert werden mit Zuführen von sauberem Wasser und dem Auffüllen der Vitamindepots.

Kombinieren Sie Reflexzonen-Behandlungen mit anderen Maßnahmen

Der Stoffwechsel wird aber nicht nur durch stoffliche Substanzen behindert. Erdstrahlen, Wasseradern oder seelische Blockaden sind genauso in der Lage, das Wohlergehen der Zellen einzuschränken. So wirken die Reflexzonen-Behandlungen dann am besten, wenn sie von professionellen Maßnahmen begleitet werden. Auf der körperlichen Seite sind es den Stoffwechsel entlastende Kuren sowie geopathische Entstörungen, und die Seele kann mit autogenem Training, Atemtechniken oder Meditation den geistigen Stoffwechsel entlasten. Dann steht dem Wohlgefühl bei den Reflexzonen-Massagen nichts mehr im Wege.

### Neue Erkenntnisse

Die Forschungen von Popp auf dem Gebiet der Biophotonen führten zu Erklärungen, die weit über das vegetative Nervensystem hinausgehen und noch Mitte des 20. Jahrhunderts völlig undenkbar waren. Popp konnte nachweisen, dass sich alle unsere Zellen mittels Licht verständigen. Die Biophotonenforschungen zeigten weiterhin, dass die Akupunkturmeridiane Lichtwellenleiter darstellen und die Akupunkturpunkte Verdichtungen von körpereigenen elektromagnetischen Feldern sind. Marco Bischof schreibt, dass es bewiesen ist, dass die Biophotonen bei weit reichenden elektromagnetischen Kopplungen in unserem Körper eine Rolle spielen. Damit gibt es konkrete Anhaltspunkte, wie die Organe über die körperinneren Lichtverbindungen ihre Nöte auf die Reflexzonen der Hautoberfläche senden. Auch wenn es noch kein genaues Erklärungsmodell für die Handreflexzonen gibt, haben sich die Reflexzonen-Massagen an den Händen zur Linderung von Beschwerden und Zustandsverbesserungen bewährt. So darf mit Zuversicht angenommen werden, dass auch hier die Erklärungen der Praxis folgen werden.

## Vorgehensweise und Behandlung

### Grundhaltung

Die Haut ist eines der ersten Organe, das sich im Mutterleib bildet. Sie besitzt eine Doppelfunktion: Zum einen sorgt sie mit ihren Hautschichten für eine zuverlässige Abgrenzung gegenüber der Außenwelt und zum anderen gewährleistet sie mit den Hautsinnen die Verbindung mit der Umwelt. Hier ist es vor allem der Tastsinn, der das emotionale Grundbedürfnis nach Berührung befriedigt. Sowohl Berührtwerden wie auch aktiv andere Menschen zu berühren stellen lebenswichtige Grundlagen für die zwischenmenschlichen Bindungen dar.

Eine außergewöhnliche Rolle spielen dabei die Hände. Ausgestattet mit feinsten Tastsensoren erlauben sie, über die Berührung selbst kleinste Strukturen wahrzunehmen und darüber hinaus Gefühle zu vermitteln. Der Mensch hat dazu in seiner Entwicklungsgeschichte eine vorzügliche Methode entwickelt: die Massage. Sie steigert das Wohlbefinden, reduziert Spannungen und lindert Schmerzen. Vor allem aber bereitet sie beiden Beteiligten Vergnügen, dem, der sie erhält, genauso wie dem, der sie verabreicht. So ist es verständlich, dass der Massage der Hände schon immer eine besondere Bedeutung beigemessen wurde. Ob wir jemand anderem einen solchen Dienst erweisen oder ob wir uns selbst über die Hände eine Wertschätzung zuteil werden lassen – das Wesentliche bei einer Massage der Hände, auch einer Reflexzonen-Massage, besteht in einer wohlwollenden Grundhaltung, in der eine heilende Hinwendung zum Ausdruck kommt.

### Umgang mit den Handreflexzonen

Die Reflexzonen-Massage der Hände erlaubt, drei grundsätzlichen Wegen zu folgen, die sich oft ergänzen und überschneiden: In einem allgemeinen Massieren der Hände werden Körper und Seele vitalisiert, der zweite Weg hat eine gezielte Verbesserung von Beschwerden zum Ziel und der dritte Weg führt über meditative Techniken in die geistig-seelische Ebene.

Die erste Variante trifft man sehr häufig im Alltag an: Es juckt irgendwo an der Hand und schon streichen, ziehen, dehnen oder drücken wir unsere Hände. Möglicherweise verweilen wir an einem besonders störenden oder an einem besonders angenehmen Punkt etwas länger, dem wir mehr Aufmerksamkeit schenken und intensiver durcharbeiten, bis wir mit der Massage weitergehen. Diese Art der Selbstbehandlung kennt jeder, und sie ist schon so selbstverständlich, dass wir sie oft gar nicht mehr bewusst wahrnehmen.

Die zweite Art, mit den Reflexzonen der Hand umzugehen, zielt darauf ab, ein körperliches oder emotionales Unwohlsein zu lindern. Hierfür werden Befund- und Behandlungstechniken benutzt, die einer erprobten Systematik folgen.

Bei der dritten, der meditativen Vorgehensweise werden die Massagen der Handreflexzonen durch eine gesammelte innere Haltung und Atemtechniken unterstützt. Über diesen Weg gewinnt man Zugang zu den Ideen der Organe und den tieferen Schichten der Persönlichkeit. Darüber hinaus werdem dem Körper Impulse gegeben, die er benötigt, um Geist und Seele mit der Zuwendung zu versorgen, die ihnen angemessen ist.

### Allgemeine Wohlfühlmassage

Wenden wir uns zuerst der allgemeinen Massage der Handreflexzonen zu. Diese Methode benötigt keinen Platz, keine Werkzeuge, keine Zeit, und sie benötigt nicht einmal Ihre volle Aufmerksamkeit. Sie können sie im Büro, beim Stehen an der Ampel im Auto oder während Verhandlungen anwenden. Gönnen Sie sich mehrmals täglich diese Art von Behandlung, und lassen Sie sich überraschen, um wie viel besser

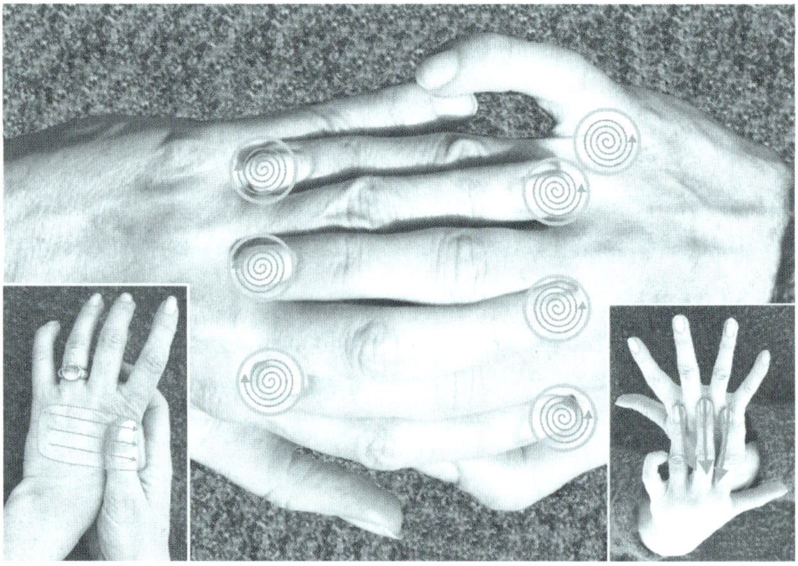

Sie sich fühlen, wenn der Kopf freier wird, Rücken- und Schulterspannungen nachlassen und das Bedürfnis, sich zu strecken, entsteht.

Diese Massage aktiviert Leib und Seele: Die Organe werden vermehrt durchblutet und durchsaftet, die Zellen verbessern ihre Kommunikation, mit der Erhöhung des Lymphabflusses steigert sich der Abtransport von Schlacken aus dem Gewebe, der Stoffwechsel wird angeregt, die Energiebahnen fließen durchlässiger und nicht zuletzt werden Sie dadurch frischer und munterer. Eine Berührung sagt mehr als tausend Worte. Daher werden Sie die folgende Anleitung am besten verstehen, wenn Sie ihr an Ihren eigenen Händen einfühlsam folgen.

*Massage-anleitung*

Verschränken Sie die Finger beider Hände und reiben Sie etwa 5- bis 10-mal die Handflächen sanft gegeneinander. Achten Sie dabei auf einen guten Kontakt der Schwimmhäute zwischen den Fingern. Das Reiben sorgt für die Einstimmung Ihrer Hände, lockert die Gelenke und fördert den Lymphabfluss.

Jetzt dürfen Sie Ihre Finger dehnen und strecken. Streichen Sie nun etwa 5-mal mit Ihrem Daumen quer von der Mitte nach außen zuerst über den Handrücken, dann über die Handflächen der anderen Hand. Beginnen Sie dazu an der Handwurzel und wandern Sie einen Querstrich nach dem anderen in Richtung Finger.

In der dritten Sequenz dürfen Sie die Hand von der Handwurzel nach oben hin ausstreichen. Folgen Sie dazu auf Handflächen und -rücken einfach den Mulden zwischen den Mittelhandknochen.

Vor dem Wechsel zur anderen Hand können Sie noch einmal die Finger verschränken und die Hände gegeneinander reiben.

### Kleine Checkliste für Ihre Gesundheit

Beantworten Sie spontan die folgenden sieben Fragen, und bewerten Sie rein nach Ihrem Gefühl Ihren derzeitigen Zustand entsprechend der Skala von 1 (selten) bis 5 (häufig). Addieren Sie dann Ihre Punkte. Die Auswertung finden Sie auf der nächsten Seite.

Nehmen Sie sich täglich etwas Zeit zum Entspannen?

1 2 3 4 5

Pflegen und erhalten Sie enge Beziehungen?

1 2 3 4 5

Erleben Sie intensive und schöne Gefühlszustände?

1 2 3 4 5

Haben Sie ein chronisches Verlangen nach körperlicher Aktivität?

1 2 3 4 5

Haben Sie den Drang, sich zu freuen, Spaß zu haben und zu lachen?

1 2 3 4 5

Haben Sie wiederholt Anfälle von Hoffnung und Optimismus?

1 2 3 4 5

Nehmen Sie sich selbst als wertvolle und liebenswerte Person wahr?

1 2 3 4 5

Wiederholen Sie diese Checkliste nach einer Reflexzonen-Massage beider Hände, und lassen Sie sich überraschen, wie diese Behandlung Gemüt und Seele unterstützt.

### Auswertung Checkliste

**35–26 Punkte:** Gratuliere! Sie sind auf dem besten Weg gesund zu sein und sorgen aktiv für ein Umfeld von Freunden und Beziehungen, das Sie gesund hält.

**25–16 Punkte:** Sie verfügen über gute Grundlagen zum Gesundsein. Dennoch sollten Sie Ihr Engagement in den Bereichen verstärken, in denen Sie sich 3 Punkte oder weniger zugestanden haben.

**15–7 Punkte:** Auch wenn Sie die Gesundheit herzlich wenig interessiert, sollten Sie mehr für ein gutes soziales Umfeld und eine lebensbejahende Grundhaltung sorgen. Am besten beginnen Sie dabei mit der letzten Frage.

## Gezielte Behandlungen

Zielt die erste Vorgehensweise auf allgemein förderliche Impulse für Körper und Seele, so geht es bei den gezielten Reflexzonen-Massagen darum, eine irritierte Reflexzone zu entstören oder einen unangenehmen Zustand über die Reflexzonen zu verbessern. Eine Sonderform dieses gezielten Umgangs mit den Handreflexzonen ist der Befund über die Hände, bei dem nach Hintergründen einer Störung gefahndet wird.

Ob Schulterbeschwerden plagen oder der Darm grimmt, ob die Nase verstopft ist oder die Blase schmerzt; in allen Fällen von Unwohlsein suchen wir nach Abhilfe. Für die Reflexzonen-Massage an der Hand hat sich dafür folgende Vorgehensweise bewährt:

- Geben Sie Ihren Händen zur Vorbereitung und zum Ausgleich eine kurze allgemeine Massage, wie sie im vorhergehenden Abschnitt beschrieben ist.
- Machen Sie den Bereich der Störung in den Reflexzonen anhand der Tafeln in den Umschlagseiten ausfindig.
- Grenzen Sie diesen Reflexzonenbereich durch Abtasten und Prüfen der Haut- und Gewebeempfindlichkeit genauer ein, und finden Sie den empfindlichsten Punkt.
- An diesem maximalen Reflexzonenpunkt erfolgt die Grundentstörung.
- Jetzt dürfen Sie den gesamten betroffenen Reflexzonenbereich mit sanften kreisenden Streichungen ausmassieren und diese mit ätherischen Ölen oder Heilsteinen weiter behandeln.

### Vorbereitender Ausgleich

Bei einer Störung eines Organs oder bei Schmerzen ist das gesamte vegetative Nervensystem in Mitleidenschaft gezogen und die Sensibilitätsschwelle allgemein deutlich erhöht. Damit würden sich sehr viele Punkte finden und die wesentlichen Reflexzonen nicht von den unwesentlichen zu unterscheiden sein. Mit einer ausgleichenden Massage am Beginn beruhigen wir das Vegetativum und sorgen dafür, dass die Weiterschaltung der Impulse durchlässiger wird. So werden wir bei der Fahndung nach den aktivsten Reflexzonen treffsicherer und bereiten den Organismus gleichzeitig auf eine gezielte Behandlung vor.

**Identifizieren des Reflexzonen-Gebietes**

Auch wenn die Tafeln noch so genau wären, könnten sie dennoch nicht die vielfältigen und vielschichtigen Strukturen des Körpers genau wiedergeben. Jeder Mensch ist anders, und die Hand eines Schmieds ist anders geartet als die eines Säuglings. Tafeln sind Orientierungshilfen, um die Bereiche leichter zu finden. Sie sind präzise, bezogen auf die Proportionen des jeweiligen Menschen. Wenn zum Beispiel die Finger außergewöhnlich lang sind, heißt dies nicht, dass auch die Halswirbelsäule besonders lang sein müsste, und wenn eine Hand sehr breit ist, bedeutet dies keineswegs, dass diese Person dick wäre. Wenn wir aber die Finger, ob lang oder kurz, vom Grundgelenk bis zum Endgelenk der Länge nach in sieben Abschnitte teilen, erhalten wir die sieben Segmente der Halswirbel, und wenn wir eine Hand, ob breit oder schmal, gedanklich in der Breite teilen, ergeben sich recht genau die Lokalisationen der Organe. In dieser Sichtweise werden Sie bald auch ohne die Tafeln die Reflexzonen ausfindig machen können, die zu einer schmerzenden oder störenden Körperstelle gehören.

***Orientierungsübung***

Suchen Sie bitte folgende Reflexzonen-Region an Ihren Händen:

1. Ihr linkes Schulterblatt
2. Ihre rechte Hüfte
3. Den Übergang von der Lendenwirbelsäule zum Kreuzbein
4. Ihre Gallenblase

Für die Suche nach den Reflexzonen-Regionen der Körperstrukturen an Ihren Händen nehmen Sie sich am besten ein Schaubild des Körpers zu Hilfe. Die einzelnen Regionen finden Sie auf den Tafeln in den Umschlagseiten.

Eine Frage, die bei diesem Schritt immer wieder auftaucht, lautet: „Was ist denn da?“ oder „Welches Körperteil befindet sich unter meinem Finger?“ Hier beginnt meist das Rätselraten. In der Selbstbehandlung haben wir die Möglichkeit, über die meditative Versenkung unseren Eigenbefund zu präzisieren. Anders sieht es aus, wenn wir zu zweit sind. Dann können wir die Organe und Körperstrukturen mittels Kinesiologie oder Biotensor abfragen. Darüber erhalten wir klare Antworten vom Körper selbst. Inzwischen gibt es eine Fülle von guter Literatur, in der die kinesiologischen Testungen ausführlich beschrieben sind.

**Den maximalen Punkt finden**

Nun, da Sie in dem Gebiet einer Störung gelandet sind, können Sie die Gegend erkunden. Tasten Sie hierzu mit langsamen kreisenden Fingerbewegungen diesen Bereich durch. Welchen Finger Sie dafür am besten benutzen, werden Sie mit der Zeit herausfinden. Rutschen Sie beim Erspüren bitte nicht auf der Haut, sondern machen Sie Ihre Kreise nur so groß, wie Sie die Haut verschieben können. Auf diese Weise fühlen Sie die Punkte klarer, auf die es ankommt. Wenn man über die Haut streicht oder rutscht, erhalten die Tastkörperchen in den Fingerbeeren Informationen über die Oberflächenstruktur der Haut. Was für die Reflexzonen-Massage der Hände aber benötigt wird, ist die Tiefenstruktur des Unterhautbindegewebes, denn dort finden sich die wesentlichen Impulse der Organe. Beim empfindlichsten Punkt bleiben Sie schließlich stehen und machen dort die Grundentstörung. Natürlich gilt hier wie bei allen anderen Maßnahmen in den Handreflexzonen, dass jeder Griff immer angenehm sein muss und nie schmerzhaft werden darf.

*Tipp*

Beginnen Sie beim Tasten mit dem Finger, der intuitiv die Reflexzonen erkunden möchte, und probieren Sie dann einen Finger nach dem anderen zum Ertasten des Gewebes aus. Meist stellt sich sehr schnell heraus, welcher Finger für diese Aufgabe das feinste Gespür besitzt. Mit zunehmender Tasterfahrung werden Sie Ihre Hände immer besser und genauer schulen.

**Grundentstörung**

Kennen Sie auch solche Zeitgenossen, die bei der Erwähnung, dass einem die Küche nicht mehr gefällt, sofort mit dem Werkzeugkoffer anrücken und die halbe Wohnung auseinander nehmen? Dabei wollten wir eigentlich nur sagen, dass wir mit unserer Küche unzufrieden sind. Genau so geht es einer Reflexzone, wenn wir sie nach ihrer Entdeckung sofort durchmassieren. Wir würden vergessen, dass Reflexzonen Alarmbereiche sind, die wir auch für die Behandlung einsetzen können. Daher geht es dem Organ erst einmal darum, in seiner Not verstanden zu werden. Dann, nachdem das Organ weiß, dass sein Anliegen respektiert und ernst genommen wird, ist es bereit für Veränderungen. Erst jetzt kann es weitere Maßnahmen annehmen.

**Praktische Grundentstörung**

Die Grundentstörung besteht darin, ruhig mit einem herzhaften, aber unbedingt schmerzlosen Druck auf dem Punkt zu bleiben, bis die Spannung nachlässt. Wenn Sie Ihren Druck gleichmäßig ohne Bewegung halten, werden Sie vom Gewebe mit Entspannung belohnt. Sie spüren dann nach etwa ½ bis 2 Minuten, wie Ihr Finger richtiggehend in die Reflexzone einsinkt. Wenn Sie die Grundentstörung noch schneller und nachhaltiger gestalten wollen, dürfen Sie in Ihren Reflexzonenpunkt bewusst hineinatmen.

Wenn Sie mehrere Punkte nacheinander grundentstören wollen, empfehle ich Ihnen, eine kurze ausgleichende Massage dazwischenzuschalten.

Der Mechanismus, der bei der Grundentstörung wirksam wird, hat einen neurophysiologischen Hintergrund, der von den Dehntechniken der Muskulatur her bekannt ist. Bei der so genannten Alpha-Gamma-Motorik erfolgt im Rückenmark eine Umschaltung von Dehnimpulsen in Richtung Muskelentspannung. Werden beim Stretching die Muskeln langsam gedehnt, lässt die Spannung nach. Werden sie dagegen wie in den „Ruck-Zuck"-Übungen nach Art von Turnvater Jahn gereizt, erhöht sich der Spannungszustand. Daher dürfen wir bei einem ruhigen Druck eine Entspannung einer Reflexzone und Schmerzlinderung erwarten, während impulshafte Massagetechniken die Spannung sowie den Erregungszustand der Gewebe steigern.

Da es die meisten gewohnt sind, bei Problemen etwas machen zu müssen, ist diese Technik der Grundentstörung manchmal etwas fremd. Viele glauben nicht, dass ein ruhiges und gefasstes Verweilen mehr bewirken kann als ein „Machen". Umso erstaunter sind dann die Menschen, wenn sie durch einfaches „Nichtstun" ihre Schmerzen lindern oder die Beweglichkeit verbessern können. Diese Vorgehensweise erlaubt uns, wieder bei uns selbst anzukommen und den Bedürfnissen zu folgen, die uns im Innern bewegen. Die Wirksamkeit der Grundentstörung beruht auf körperlichen, neurophysiologischen Mechanismen und auf geistig-seelischem Innehalten. Damit werden für die nachfolgenden Behandlungen Bahnungen geschaffen, die die Impulse in Richtung Heilung schneller ans Ziel bringen.

### Weitere Maßnahmen

Oft reicht die Grundentstörung völlig aus, um eine Verbesserung eines Zustandes in Gang zu setzen. Auf alle Fälle ist der Organismus nun bereit, weitere Behandlungsimpulse anzunehmen. Dazu gehört, die punktuelle Entstörung auf die ganze Reflexzonenregion auszuweiten. Dabei haben sich zwei Massagegriffe besonders bewährt: Zuerst sollten Sie von dem entstörten Reflexzonenpunkt sonnenstrahlenförmig die Haut weich ausstreichen. Der andere Griff besteht in spiralig kreisenden Massagebewegungen, welche von dem entstörten Punkt ausgehend die gesamte Umgebung umfassen.

*Sonnenstriche und Spiralkreise*

> Stellen Sie sich beim Ausstreichen vor, dass Sie die neu gewonnene Verbesserung in die gesamte Region ausweiten und ausbreiten. Verspannung steckt die Zellen an, während Entspannung Echos erklingen lässt, wenn wir sie weitervermitteln. Überzeugen Sie sich selbst davon, und verstärken Sie Ihre Echos.

Die Reflexzonen zeichnen sich durch einen ausgeprägten Informationscharakter aus. Dadurch wird verständlich, dass sich bei den ergänzenden Behandlungen die Maßnahmen bewährt haben, die Informationen vermitteln können. Für die allgemeine Anwendung gehören dazu besonders die ätherischen Öle und die Heilsteine.

### Reflexzonen-Massage mit ätherischen Ölen

Die Reflexzonen-Massage lässt sich hervorragend mit Öl ergänzen. Sie können dazu zum Beispiel Jojobaöl, Avocadoöl, Mandelöl oder Sesamöl verwenden. Ätherische Öle bieten sich an, um noch intensiver auf die Reflexzonen einzuwirken. E. Lubinic schreibt, dass ätherische Öle die Reflexzonen-Massagen unterstützen bei der Linderung von Spannungen, der Lösung von im Gewebe eingelagerten Kristallen und der Stimulation der Selbstheilungskräfte.

Ätherische Öle wirken über die Nase direkt auf die Gefühle und stellen eine energetische Verbindung zwischen Lebewesen dar. Gerüche und Düfte erreichen über eine Direktleitung von den Riechzellen in der Nase das entwicklungsgeschichtlich uralte limbische System im Gehirn, das für die Gefühle zuständig ist. Zudem durchdringen ätherische Öle die Haut und erreichen dann über den Blutweg die Organe, und schließlich ist aus der Schmetterlingsforschung bekannt, dass Duftstoffe als Modulatoren und Verstärker einer elektromagnetischen Kommunikation zwischen Insekten dienen.

Ätherische Öle dürfen nie pur angewandt werden, sondern sie müssen immer mindestens im Verhältnis 1:20 mit den oben genannten Neutralölen verdünnt werden. Bitte bedenken Sie, dass die ätherischen Öle der feinste stoffliche Extrakt der Pflanzen sind und sehr intensiv auf Körper und Seele wirken.

Gehen Sie bei der Auswahl der ätherischen Öle Ihrer Nase nach und entscheiden Sie sich nach Ihrem Gefühl. Wenn Sie aber ganz sicher sein wollen, können Sie das passende Öl über Kinesiologie, Pendel oder bioelektrische Verfahren austesten lassen.

***Ein Test, der überzeugt***

Folgende Testanordnung hat mich immer wieder verblüfft: Aus einer Auswahl von etwa 12 bis 15 verdünnten ätherischen Ölen, die in identischen Fläschchen mit schwer erkennbaren Nummernbezeichnungen abgefüllt waren, wurden die jeweils zwei passendsten für gestörte Reflexzonen an Rücken, Füßen und Händen kinesiologisch ausgetestet. Dazu wurde das jeweilige Fläschchen an die betreffende Reflexzone gehalten und dann getestet. Anschließend durften die Probanden an den verschiedenen Ölen riechen. Die Identifikationsnummern der getesteten Öle wurden dabei nur von einer dritten Person gesehen und vermerkt. Entgegen der Wahrscheinlichkeit wählten die Teilnehmer fast immer eines der vorher positiv getesteten Öle aus. Auch weitere Testungen mit dem Biotensor bzw. mit dem Pendel brachten ähnliche Ergebnisse. Dies veranschaulicht, dass ätherische Öle auch beim Menschen nicht nur über das Riechorgan den Körper beeinflussen.

Für eine schnelle Auswahl sind nachfolgend einige ätherische Öle und ihre Wirkung für die Reflexzonen-Massagen an der Hand aufgelistet.

### Ausgewählte ätherische Öle

| | Anregend | Beruhigend |
|---|---|---|
| **Gehirn** | Ingwer, Minze | Mimose, Melisse, Weihrauch |
| **Ohr** | Sandelholz | Dill, Lavendel, Cajeput, röm. Kamille |
| **Auge** | Zypresse, Minze | Melisse, Lavendel, Rose |
| **Nase** | Muskatellersalbei, Sandelholz | Nelke, röm. Kamille, Anis |

| | Anregend | Beruhigend |
|---|---|---|
| **Mund** | Anis, Ingwer, Nelke, Weihrauch | Lavendel |
| **Magen** | Kümmel, Majoran, Kardamom, Nelke | Vetiver |
| **Dünndarm** | Kardamom, Kümmel | röm. Kamille, Weihrauch, Dill |
| **Dickdarm** | Majoran, Kümmel, Nelke, Bergamotte | röm. Kamille |
| **Milz** | Kümmel, Angelika | Lavendel, Rose |
| **Leber/Galle** | schwarzer Pfeffer, Minze, Anis | Melisse, Mandarine |
| **Wirbelsäule** | Bergamotte, Rosmarin, Sandelholz | Dill, Weihrauch, Majoran |
| **Lunge** | Mandarine | Rose, röm. Kamille |
| **Nieren** | Sandelholz, Angelika, Ingwer | Mimose |
| **Blase** | Sandelholz, Bergamotte | Mimose, Cajeput |
| **Hormone/ Geschlechtsorgane** | Angelika, Rose, Sandelholz, Muskatellersalbei, Ylang-Ylang | röm. Kamille |
| **Pankreas (Brauchspeicheldrüse)** | Kümmel, Vetiver, Anis | Lavendel, Rose |
| **Herz** | Angelika, Kardamom | röm. Kamille, Rose, Melisse |
| **Schulter** | Rosmarin, Zypresse, schwarzer Pfeffer | Vetiver, Weihrauch, Majoran |
| **Arm/Hand** | Rosmarin, Zypresse, schwarzer Pfeffer | Vetiver, Weihrauch |
| **Fuß** | Rosmarin, schwarzer Pfeffer, Bergamotte, Cajeput | Vetiver, Weihrauch |
| **Hüfte** | Rosmarin, Zypresse, Sandelholz | Vetiver, Weihrauch, Majoran |

Für die praktische Anwendung dürfen Sie sich ein Sortiment Ihrer Ölfavoriten in 10 ml-Fläschchen vormischen. Die Fläschchen verschließen Sie am besten mit einer Tropfpipette. Beides – Fläschchen und Pipette – erhalten Sie in Ihrer Apotheke. Die Erfahrung hat gezeigt, dass eine Auswahl von etwa 7 bis 10 Ölen für den privaten Gebrauch vollauf genügt.

Sie können auch etwa 20 Tropfen Neutralöl in die hohle Hand geben und diesen Ölsee mit **einem** Tropfen ätherisches Öl ergänzen. Seien Sie hierbei bitte besonders vorsichtig, da die Versuchung sehr groß ist, mehr als nur einen Tropfen hinzuzugeben.

### Reflexzonen-Massage mit Heilsteinen

Eine weitere bewährte Ergänzung der Reflexzonen-Massage an den Händen sind Heilsteine. Auch wenn bereits die Römer und noch ausführlicher Hildegard von Bingen die Wirkungen von Mineralien und Edelsteinen beschrieben haben, so ist die Verwendung zum Heilen in unserer Zeit eine sehr junge Disziplin. Michael Gienger setzt sich sehr kritisch damit auseinander und definiert Heilsteine als Gesteine, Mineralien oder Edelsteine, deren Wirkung auf den menschlichen Organismus, auf Seele, Verstand und Geist so weit erforscht und durch wiederholte Erfahrungen bestätigt ist, dass sie zu medizinischen oder therapeutischen Zwecken verwendet werden können.

Sie können zur Massage der Handreflexzonen einfache Trommelsteine oder die für die Reflexzonenbehandlung entwickelten Heilsteingriffel verwenden. In beiden Fällen dürfen Sie Ihrer Intuition trauen und den Stein wählen, der Ihnen am besten zusagt. Als Massagetechnik haben sich sanfte und langsame Streichungen und Kreisungen in den betroffenen Reflexzonen bewährt. Da diese Werkzeuge sehr hart sind, sollten Sie noch vorsichtiger und achtsamer vorgehen als bei normalen Massagen. Die Behandlung mit Steinen darf nie weh tun und muss immer angenehm sein.

Zur besseren Orientierung finden Sie hier eine Auswahl von Heilsteinen, aufgeführt nach ihrem Bezug zu bestimmten Organen. Natürlich dürfen Sie die Reflexzonen-Massagen mit Heilsteinen auch mit ätherischen Ölen kombinieren.

## Liste der Heilsteine

| | |
|---|---|
| **Gehirn** | Aventurin, Dumortierit, Schneeflockenobsidian, Zitronenchrysopras |
| **Ohr** | Bergkristall, Aventurin |
| **Auge** | Bergkristall |
| **Nase** | Bergkristall, Fluorit |
| **Mund** | Fluorit |
| **Magen** | Aventurin, Dumortierit, Karneol |
| **Dünndarm** | Bergkristall, Picassomarmor, Landschaftsjaspis |
| **Dickdarm** | Dumortierit, Picassomarmor, Landschaftsjaspis |
| **Milz** | roter Jaspis, Landschaftsjaspis, Karneol |
| **Leber/Galle** | Bergkristall, Dumortierit, roter Jaspis, Zitronenchrysopras |
| **Wirbelsäule** | Fluorit, Schneeflockenobsidian, Zitronenchrysopras |
| **Lunge** | Dalmatinerstein, Serpentin, Picassomarmor |
| **Nieren** | Dalmatinerstein, Serpentin, Zitronenchrysopras |
| **Blase** | Aventurin, Picassomarmor |
| **Hormone/Geschlechtsorgane** | roter Jaspis, Rosenquarz, Buche, Kirsche |
| **Pankreas (Bauchspeicheldrüse)** | Dumortierit, Karneol |
| **Schulter** | Zitronenchrysopras |
| **Herz** | roter Jaspis, Rosenquarz, Serpentin, Buche, Kirsche |
| **Arm/Hand** | Schneeflockenobsidian, Zitronenchrysopras |
| **Fuß** | Schneeflockenobsidian, Zitronenchrysopras |
| **Hüfte** | Zitronenchrysopras |

## Reflexzonen-Befund über die Hände

Eine der schwierigsten Aufgaben in der Therapie besteht darin, die Ursachen und Zusammenhänge einer Krankheit herauszufinden. Die Anzahl an Diagnosegeräten in Praxen und Kliniken und deren Kosten für unser Gesundheitswesen zeigt dies sehr deutlich. In früheren Zeiten, als wir uns noch nicht auf Röntgenbilder oder Laboranalysen stützen konnten, waren die Ärzte und Heiler darauf angewiesen, ihren fünf Sinnen, ihrer Erfahrung und ihrer Intuition zu vertrauen. Neben dem wissenschaftlichen Fortschritt in der Schulmedizin wurden in den letzten Jahrzehnten auch in der alternativen Medizin wegweisende neue diagnostische Methoden entwickelt. Beispiele dafür sind die bioelektronischen Verfahren, der Reflex-Auriculo-Cardial (RAC) von Nogier oder die kinesiologischen Testungen. Diese neuen Erkenntnisse erbrachten auch für die Reflexzonen neue Möglichkeiten. Seit etwa zehn Jahren hat sich ein Ansatz bewährt, der diese neuen Entwicklungen integriert und einem Konzept folgt, das der Logik des Körpers entspricht: Mit der „Aufzugtechnik" ist es möglich, die segmentalen Zuordnungen einer Störung in den Reflexzonen der Wirbelsäule zu finden. Hiervon ausgehend werden „die Etagen erkundet" auf der Suche nach dem gestörten Organ, das im „Aufzug" die Alarmanlage aktivierte. Erst an dieser Organzone werden die Grundentstörung und die weiteren Behandlungen durchgeführt.

### Die Aufzugtechnik

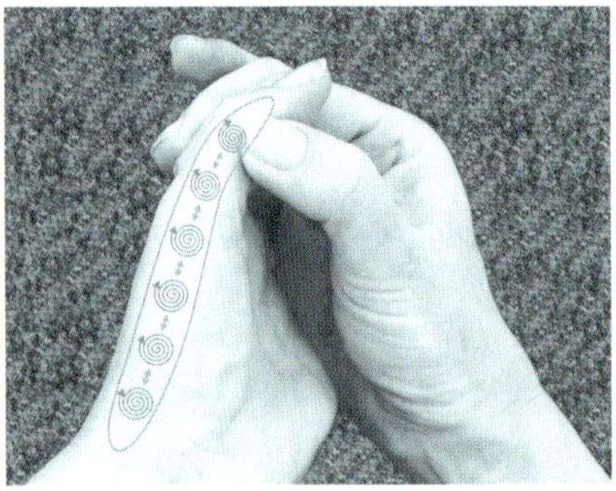

Wenn ein Organ gestört ist, meldet es seinen Zustand an seine Wirbelsäulenetage. Dort befinden sich die Umschaltstellen, wo die Impulse zum vegetativen Grenzstrang und den anderen neurologischen Ebenen weitervermittelt werden. Die Nervenimpulse aus den Organen können die Hautempfindung beeinflussen. Dies nennt man den viszerokutanen Reflex. Froneberg und Fabian konnten in ihren Forschungen nachweisen, dass die neurologischen Aspekte eines Menschen präzise in seinem Fuß abgebildet sind. Diese Annahme konnte ich in den praktischen Behandlungen zuerst an den Füßen und dann auch an den Händen immer wieder bestätigen.

Wenn Körperstrukturen irritiert oder gestört sind, finden sich nicht nur in den Reflexzonen des betreffenden Organs Alarmzeichen. Die

Störungen spiegeln sich aufgrund ihrer neurologischen Anbindungen auch in den zugehörigen Wirbelsäulenzonen an Händen und Füßen wider. Aus diesen Erfahrungen entwickelte sich eine „Aufzugtechnik", die sehr zuverlässig eine schnelle Abklärung der Problembereiche ermöglicht.

Ein wesentliches Merkmal dieser „Aufzugstellen" ist, dass man sie nicht grundentstören kann, während Wirbel- oder Bandscheibenprobleme hervorragend auf die Grundentstörung reagieren. Bleibt ein solcher Reflexzonenpunkt trotz Bemühungen um eine Grundentstörung irritiert, muss in der betreffenden Etage weitergefahndet werden.

**So wenden Sie die Aufzugtechnik an**

Tasten Sie die Reflexzonen der Wirbelsäule ab, und fahnden Sie nach Ungereimtheiten. Wie bei einem Aufzug ist es gleich, ob Sie von unten nach oben oder von oben nach unten fahren. Wichtig ist nur, dass Sie alle Etagen berühren. In der Handhabung hat sich ein überlappendes Kreisen bewährt. Rutschen Sie bitte nicht auf der Haut, sondern bleiben Sie bei tastenden Kreisungen, soweit sich die Haut verschieben lässt. Damit können Sie selbst kleine Strukturen und Veränderungen in den Reflexzonen der Wirbelsäule erspüren.

Folgen Sie bei Ihrem Aufzug der Trennlinie zwischen Handoberseiten- und Handflächenhaut. Ist ein Organ gestört, kommen die Umschaltstationen in der Wirbelsäule als Reflexzonenzeichen zum Vorschein. Diese Stellen erfühlen Sie meist als kleine Verquellungen oder Knötchen oder sie sind schmerzhaft. Machen Sie bitte an diesen Aufzugpunkten noch keine Grundentstörung, sondern erkunden Sie zuerst von hier aus die Etagen.

## Das Erkunden der Etagen

Dort, wo sich ein aktiver Wirbelsäulenpunkt befindet, steigen wir sozusagen aus dem Aufzug aus und erkunden die Etage. Das heißt, wir folgen dem segmentalen Verlauf und suchen an dieser Linie entlang um die Hand herum nach aktiven Reflexzonen-Punkten. Diese gestörten Punkte dürfen wir grundentstören und mittels Kinesiologie, Ausmuten mit dem Biotensor oder anderen Testverfahren identifizieren.

**Die Technik der Etagen-erkundungen**

Stellen Sie sich vor, dieser schmerzhafte oder irritierte Punkt im Aufzug wäre eine Warnlampe. Halten Sie hier Ihren Aufzug an, und steigen Sie in diesem Stockwerk der Wirbelsäule aus. Nun suchen Sie mit tastenden Kreisungen um die Hand herum die Etage nach Unstimmigkeiten ab. Damit Sie das Gewebe besser fühlen können, bleiben Sie bitte auch hier innerhalb der Hautverschieblichkeit. Beginnen Sie bei den Erkundungskreisen auf der Handfläche, und gehen Sie dann über den Handrücken. Haben Sie eine unangenehme Stelle gefunden, dürfen Sie diese grundentstören und im Körper nachspüren, welches Organ oder welche Körperstruktur betroffen ist. Jetzt können Sie auch dem Aufzugpunkt positive Zuwendung geben und dort die Grundentstörung machen. Den Abschluss Ihrer Erkundung sollte eine ausgleichende Massage bilden.

Diese Form, zu einem Reflexzonenbefund zu kommen, entbindet keinesfalls von einer fachlichen Diagnose. Im Gegenteil, das Auffinden von gestörten Reflexzonen sollte immer dazu anregen, die Ursachen zu klären und ganzheitlich zu behandeln.

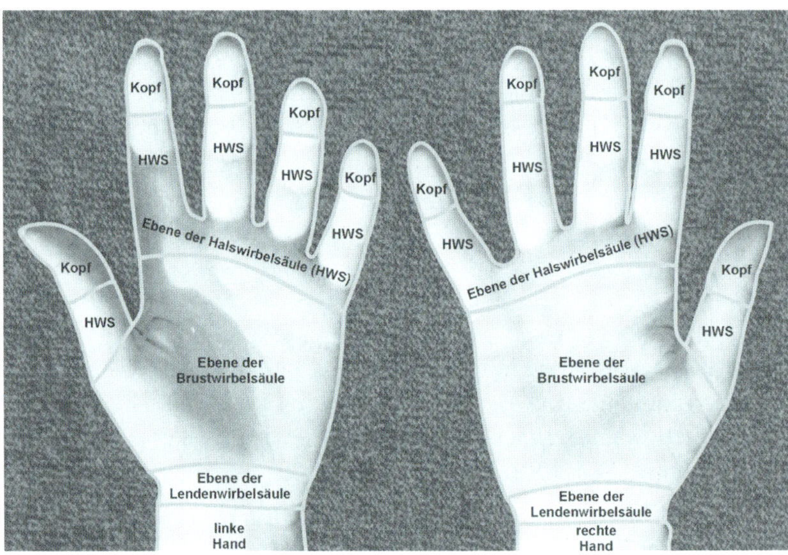

## Meditative Massage der Handreflexzonen

Alle asiatischen medizinischen Disziplinen sind mit ihren philosophischen Hintergründen eng verwebt, wobei spirituelle Wege zu Behandlungen führen, bei denen die geistig-seelischen Aspekte eine große Rolle spielen. In der indischen Medizin ist dies der Weg des Yoga, in der traditionellen chinesischen Medizin finden wir das Qi Gong, und die überlieferte Heilkunst der Thai kennt das Sen.

Wir im Westen hatten mit der Trennung von Leib und Seele die Verbindung zu den tieferen Schichten der Heilkunst verloren. Erst in jüngerer Zeit füllen sich die Lücken wieder, die durch die Entfremdung von Körper und Geist entstanden sind. Zuerst entwickelte sich bei uns in Anlehnung an asiatische Meditationstechniken und später infolge von psychotherapeutischen Einflüssen eine neue Form der psychosomatischen Medizin, die über die reine Entspannung hinausgeht. J. H. Schultz, der Erfinder des autogenen Trainings, F. Perls (Gestalttherapie), I. Rolf (strukturelle Integration), S. Grof (holotropes Atmen) und viele mehr erkannten, dass der Körper einen Zugang zu seelischen und mentalen Zuständen ermöglicht. Bei den Reflexzonen hat dies in besonderem Maße R. St. John mit seiner metamorphischen Methode an den Füßen deutlich gemacht.

Dieser Zugang zu tiefen Erfahrungen ist auch über die Reflexzonen der Hände möglich. Eine Massagetechnik dafür ist die „Luftballontechnik", die Sie hier in einer einfachen Form beschrieben finden. Da unsere Organe umfassende Bedeutungen auch im Geistig-Seelischen besitzen, können wir sie als Persönlichkeiten betrachten und nachforschen, wie ein Organ „empfindet", was es „sieht", „hört" oder „fühlt". Da unsere Organe keine Augen, Ohren oder Finger besitzen, dürfen wir ihnen unsere Sinnesorgane „leihen". Auf diese Weise erfahren wir, wie wir mit unseren Organen besser umgehen können.

Bei der Luftballontechnik bleiben Sie, wenn Sie einen aktiven Reflexzonenpunkt gefunden haben, mit dem Finger mit einem guten Druck wie bei der Grundentstörung oder einfach nur in einer leichten Berührung auf dem Punkt ruhig stehen. Dann blasen Sie in Gedanken einen Ballon an der Stelle so weit auf, bis er angenehm groß ist. Schauen, horchen und fühlen Sie nach, welche Empfindungen an der Stelle auftauchen. Oft wird über den Luftballon direkt mitgeteilt, was „notwendig" ist, um die innere Not zu wenden. Nehmen Sie sich dazu etwas Muße, und sorgen Sie für eine angenehme und ungestörte Atmosphäre.

Sie können die Übung auch gerne als Partnerübung anlegen und sich darüber einen gemeinsamen Freiraum schaffen.

Die folgende Anleitung hat sich bewährt, um diesen Prozess möglichst effektiv zu gestalten. Bevor Sie einen Reflexzonen-Punkt an der Hand behandeln, lesen Sie sich am besten diese kleine Instruktion zwei- oder dreimal durch, und legen Sie sie nachher zur Seite. Stellen Sie sich vor, dass Sie sich selbst Satz für Satz langsam anleiten. Benutzen Sie Ihre eigenen Worte und Formulierungen in einem ruhigen und entspannten Tonfall, wobei Sie bei dieser Übung laut vor sich hinsprechen oder den Text nur in Gedanken durchgehen können. Gönnen Sie sich Zeit für Ihre Kreativität und Ihre Bilder, und bleiben Sie so lange in einem Bild, bis Sie alle Sinnesqualitäten vollständig erfahren haben.

Finden Sie bitte jetzt einen Reflexzonen-Punkt an der Hand, der Sie stört, legen Sie mit einem guten Druck Ihren Finger darauf und schließen Sie die Augen.

**Die Luftballontechnik**

Wenn du dir jetzt an der Stelle, wo sich der Finger befindet, einen Luftballon vorstellst, welche Farbe hat er?

Achte einmal darauf, wie angenehm groß dieser Luftballon wird, wenn du ihn mit jedem Atemzug größer und größer werden lässt.

Stell dir einfach vor, du bläst mit jedem Atemzug mehr und mehr Luft hinein, bis er angenehm groß ist.

Wenn du nun dein Ohr an diesen Luftballon hältst, welchen Ton oder welche Melodie kannst du hören?

Welches Bild taucht darin auf?

Wie fühlt es sich an? Wie duftet es?

Sorge nun dafür, dass alle Qualitäten so schön und angenehm wie möglich werden.

Wenn alle Eindrücke schön und angenehm sind, lasse sie in diesem Punkt zu einem starken Gesundheitsanker verschmelzen und dabei den Luftballon lächelnd und wohlgelaunt wegfliegen.

Wie fühlt sich jetzt diese Reflexzone an der Hand an?

Diese Reflexzonen-Methode ermöglicht es, neue Gesundheitsstrategien auf der unbewussten Ebene einzusetzen, und so reagieren besonders Befindlichkeitsstörungen und Schmerzzustände sehr gut darauf. Vor allem Kinder lieben diese Form der Imagination und so sind bereits viele Warzen wie auch Schmerzen mit dem Luftballon weggeflogen und nicht mehr zurückgekehrt.

## Sieben häufig gestellte Fragen

Im Laufe der praktischen Arbeit mit den Reflexzonen in meiner Praxis und in Seminaren konnte ich feststellen, dass bestimmte Fragen immer wieder auftauchen. Es sind im Grunde diese sieben Fragen, die die Menschen im Umgang mit den Reflexzonen am meisten beschäftigen. Aus diesem Grund sollen sie hier, auch als kleine Wiederholung und Zusammenfassung des in diesem Kapitel Geschriebenen, aufgeführt werden.

### 1. Was sind eigentlich Reflexzonen?

Reflexzonen sind unsere Landkarten der Gesundheit. Sie sind Haut- oder Schleimhautbereiche, in denen die Organe Störungen anzeigen und über die wir die Organe erreichen können. Nehmen wir einmal an, wir hätten Probleme mit unserem Magen. Dann würde er wie ein Diaprojektor sein Alarmlicht einschalten und seinen Zustand auf seine Reflexzonen-Areale projizieren. Ist das Organ wieder in Ordnung, schaltet es seinen Strahler wieder ab, und die Reflexzonen werden wieder stumm. Natürlich können wir über diese Zonen auch auf das Organ einwirken und durch Massage, ätherische Öle oder Heilsteine die Magenprobleme lindern.

Neben den Handreflexzonen sind etwa 25 weitere Reflexzonen-Systeme bekannt. Dazu gehören zum Beispiel die Reflexzonen an den Füßen, am Rücken, an den Ohren, auf der Zunge oder am Schädel. Jedes dieser Systeme hat bevorzugte Anwendungsgebiete. So werden die Fußreflexzonen besonders bei Stoffwechselproblemen eingesetzt, die am Schädel haben ihren Schwerpunkt im Bewegungsapparat, oder die Rückenreflexzonen geben Auskunft über den vegetativen Stress eines Organs.

### 2. Was ist das Besondere der Reflexzonen an der Hand?

Über die Hände erreichen wir den gesamten Menschen vom Kopf bis zu den Hüften. Einzig die Beine und Füße sind in den Reflexzonen der Hände nicht vertreten. Die Anwendungsbreite umfasst das größte Spektrum innerhalb der Reflexzonen. Sie reicht von der rein körperlichen Stabilisierung bis hin zu Prozessbegleitungen im tief seelischen Bereich. Zudem können wir über die Handreflexzonen hervorragend Schmerzen beeinflussen und mit dem Lymphabfluss auch das Abwehrsystem steigern. Vor allem aber erlauben uns die Hände, uns jederzeit und unauffällig selbst wirksam zu behandeln.

### 3. Welche weiteren Möglichkeiten bieten die Handreflexzonen außer der Massage?

Die häufigsten Anwendungen an den Händen sind Massagen, die zur Steigerung des Wohlgefühls und zur gezielten Einflussnahme auf gesundheitliche Probleme eingesetzt werden. Diese Massagen lassen sich im Laienbereich mit ätherischen Ölen und Heilsteinen ergänzen. Bei den professionellen Anwendungen können die Handreflexzonen dazu noch mit Licht- und Laserimpulsen behandelt werden. An den Handrücken sind sogar Neuraltherapie und Nadelungen mit Akupunkturnadeln möglich. Natürlich sind diese Behandlungen Fachleuten vorbehalten.

### 4. Gibt es Zusammenhänge mit der Akupressur oder der Handlesekunst?

Die Hände sind seit Entwicklung des Bewusstseins vor etwa 80 000 Jahren als therapeutisches Werkzeug in Gebrauch. Ebenso lange dürfen wir die Beobachtung der Zeichen an den Händen annehmen. In der langen Zeitspanne bis jetzt haben alle Kulturen jeweils eigene Medizinsysteme entwickelt. Die traditionelle chinesische Medizin mit der Akupressur folgt einem Gedankenmodell von 14 Hauptenergiekanälen, so genannten Meridianen, und Punkten als Schleusentore, die in ihrer Gesamtheit einen bewässernden Kreislauf bilden. Die altindische Medizin, Ayurveda genannt, folgt einem anderen Modell. Hier finden wir Chakras, die, vereinfacht ausgedrückt, Energietransformatoren darstellen, und etwa 72 000 Nadis, die diese Energien im Menschen verteilen.

Die Handreflexzonen wiederum folgen unserem abendländischen Gedankenmodell, das auf kartografischen Systemen und westlicher Wissenschaftlichkeit beruht. Auch wenn wir Chakras wie auch Akupukturmeridiane an den Reflexzonen wiederfinden, müssen wir diese verschiedenen Zugangsweisen als eigenständige Denkwelten auseinander halten. Das Gleiche gilt für die Handlesekunst, die ihren eigenen tief seelischen Gesetzen folgt. Natürlich sind alle diese Systeme mit noch vielem mehr an unseren Händen gleichzeitig vertreten. Wenn wir dies mit einem Fernsehapparat vergleichen, so sollten wir auch an den Händen immer nur ein Programm zu einer Zeit ansehen und nicht versuchen, zwei oder mehr Programme im gleichen Fernsehschirm sehen zu wollen.

**5. Können die Massagen der Handreflexzonen schaden, und was muss man bei Medikamenteneinnahme beachten?**

Eine angenehme Massage zum Ausgleich kann uns in vielerlei Hinsicht körperlich und seelisch unterstützen. Eine solche Anwendung dürfen wir Säuglingen wie auch Greisen bedenkenlos angedeihen lassen. Anders sieht es bei den gezielten Massagen der Handreflexzonen aus. Jede wirksame Methode hat ihre Grenzen und Wechselwirkungen. Die Grenzen beginnen dort, wo wir unsere Kompetenzen überschätzen und notwendige medizinische Behandlungen unterbleiben lassen. Unklare Befunde oder Krankheitsprozesse müssen medizinisch oder naturheilpraktisch abgeklärt und behandelt werden. Dies gilt auch für Zustände, die sich durch die Massagen der Handreflexzonen verschlimmern. Da erfahrungsgemäß diese Behandlungen die Wirksamkeit von Medikamenten verstärken oder abschwächen, sollten Sie unbedingt Ihrem Arzt oder Heilpraktiker mitteilen, wenn Sie diese Massagen anwenden und Medikamente einnehmen.

**6. Wann sind diese Behandlungen nicht erlaubt?**

Die gezielten und intensiven Massagen der Handreflexzonen dürfen nicht bei Erkrankungen des Nervensystems, der Psyche, bei systemischen Krankheiten, bei akuten Schwächezuständen und bei fieberhaften oder infektiösen Krankheiten angewandt werden. Der Grund dafür ist, dass Körper und Seele beispielsweise bei multipler Sklerose, Psychosen, Krebserkrankungen, schwerer Polyarthritis oder bei Fieber mit den Reflexzonenreizen überfordert sein können und möglicherweise eine Verschlimmerung eintritt. Am besten, Sie besprechen Ihren Behandlungswunsch mit dem Arzt oder Heilpraktiker Ihres Vertrauens.

**7. Wann darf die Handreflexzonen-Behandlung therapeutisch angewendet werden?**

Hier hat der deutsche Gesetzgeber klare Regelungen geschaffen und verfügt, dass die Ausübung der Heilkunde Ärzten und Heilpraktikern vorbehalten ist. Hierunter fällt, wer mit geeigneten Methoden absichtsvoll in den gesundheitlichen Zustand eines anderen Menschen einwirkt. Natürlich, wenn Sie Ihren Freunden oder Kunden eine schöne Massage der Handreflexzonen verabreichen, ist diese Absicht nicht gegeben, aber sobald Sie einen Befund erheben und darauf Ihre Behandlung ausrichten, fallen Sie unter diese Regelung. Zum Glück dürfen Sie sich selbst uneingeschränkt Ihre Hände massieren – hier absolut absichtsvoll in Richtung Gesundheit.

# Anwendungen der Handreflexzonen

Wenn Gesundheitspolitiker quer durch die Fraktionen mehr Eigenverantwortung der Menschen für ihre Gesundheit fordern, so sind die Reflexzonen-Massagen an der Hand mit Sicherheit ein Schritt in diese Richtung. Diese Eigenverantwortung betrifft vor allem die alltäglichen Beschwerden, die Beschwerden also, die uns am häufigsten begegnen. Die folgenden 29 Anwendungen haben sich im Praxisalltag immer wieder als diejenigen erwiesen, die den Menschen am meisten Probleme machen. Oft sind es solche Beschwerden, die stören und das Wohlgefühl rauben, die aber noch nicht als Krankheiten zu bezeichnen sind. In dieser Grauzone ist die Reflexzonen-Massage an der Hand die größte Hilfe. Sie bringt eine Klärung: Entweder verschwinden die Symptome nach den Reflexzonen-Anwendungen oder sie machen klar, dass eine ärztliche oder naturheilpraktische Unterstützung notwendig ist.

Die Reflexzonen-Massage an der Hand ist sehr wirksam. Eben darum sind diese Anwendungen immer unter einem Vorbehalt zu sehen. Gesundheitliche Störungen sind nur bis zu einem gewissen Grad für die Selbstbehandlung freigegeben. So bedürfen Probleme, die bereits länger bestehen, einer Abklärung und Behandlung durch den Arzt oder Heilpraktiker.

## Allergie

Allergien sind Überreaktionen des Immunsystems auf eigentlich harmlose Stoffe, die aber unsere Körperabwehr als hochgefährlich einstuft und dementsprechend bekämpft. Die wichtigen Organe im Allergiegeschehen sind der Mund-Nasen-Rachenraum, der Dünndarm, die Lunge und die Milz. Gemeinsam mit den lymphatischen Organen kommen die Schleimhäute in Mund und Nase zuerst mit den allergenen Stoffen in Kontakt. Hier reagieren wir sofort. Auf der zweiten Begegnungsebene, in Dünndarm, Lunge und Milz finden dann weitere Auseinandersetzungen mit den Allergie auslösenden Stoffen statt. Rund um den Dünndarm ist etwa die Hälfte des Lymphsystems angeordnet. Dort entscheidet das Immunsystem, was uns gut tut und was angegriffen werden soll. Für die Atemluft steht die Lunge vor einer ähnlichen Aufgabe. Auf ihrer Gasaustauschfläche, die die Größe eines Tennisplatzes hat, hält sie große Teile des lymphatischen Systems bereit. Schließlich dürfen wir uns die Milz als eine Art Trainingslager für Lymphozyten, einer Art der weißen Blutkörperchen, vorstellen. Dort werden sie auf ihre Aufgaben im Abwehrsystem vorbereitet.

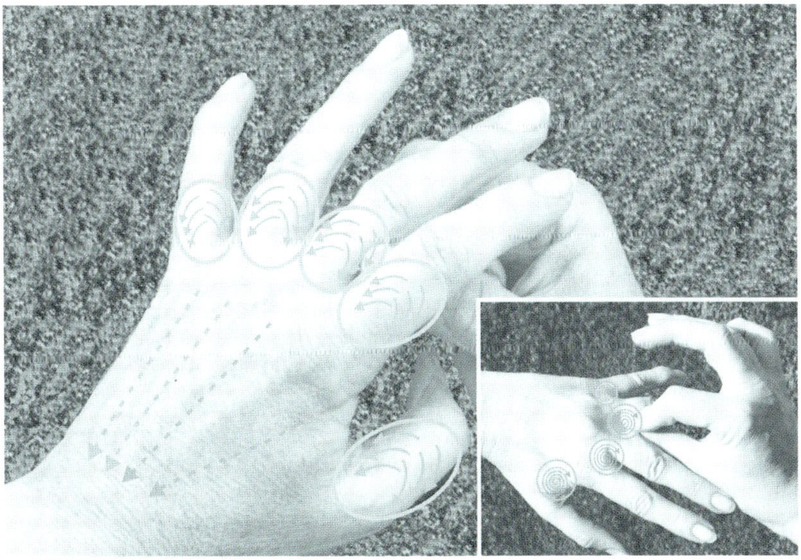

Auch wenn man bei Allergien keine Wunder erwarten darf, so helfen die Reflexzonen-Massagen dennoch in zweierlei Hinsicht: Zum einen unterstützen die Behandlungen das Immunsystem, eine angemessene Reaktion auf Pollen und andere Allergene zu finden. Und zum zweiten können damit die Symptome deutlich reduziert werden. Durch die Behandlung der Nasenzonen läuft die Nase weniger und die Massage der Bronchialzonen lässt uns leichter atmen.

**▶ Aus der Praxis: Überdosierung auf der Maiwiese**

Bei einem Patienten, der lange Jahre unter Heuschnupfen litt, konnten wir durch Eigenblutbehandlungen und die Gabe von homöopathisierten Blütenpollen (Staufen Pharma, Göppingen) in der D60, dem so genannten „allergischen Fenster", eine nachhaltige Besserung der Probleme erreichen. Bei einem Fest an einem wunderschönen Maitag mitten auf einer Wiese war das inzwischen stabilisierte Immunsystem dann doch überfordert und reagierte entsprechend mit den Symptomen, von denen der Patient eigentlich schon längst befreit zu sein glaubte. Als Notfallmaßnahme faxte ich ihm ein Reflexzonenbild der Hände mit den relevanten Punkten und erklärte ihm telefonisch die Selbstmassage, die er stündlich durchführte. Damit erreichte er eine stetig sich bessernde Allergiesituation, bis schließlich das Immunsystem die Überdosierung der Pollen auf der Maiwiese verkraftet hatte.

**Reflexzonengriffe bei Allergien**
Nach der Einstimmung und der Grundentstörung der deutlichsten Reflexzonen-Punkte dürfen Sie die Lymphzonen zwischen den Schwimmhäuten durcharbeiten. Nehmen Sie dazu jeweils einen Finger zwischen Daumen und Zeigefinger der anderen Hand, und massieren Sie die Haut um den Finger herum (auch an den Seiten) vollständig durch. Zusätzlich können Sie Dünndarm, Lunge und Milz mit angenehmen Zirkelungen Zuwendung geben. Die Lokalisation der Organe finden Sie auf den Umschlaginnenseiten. Zum Schluss können Sie mit herzhaften Strichen zwischen den Fingerstrahlen die Handflächen wie auch die Handrücken zur Handwurzel hin ausstreichen.

**Ergänzende Maßnahmen**
Mit ätherischen Ölen muss bei Allergien sehr vorsichtig umgegangen werden. Möglicherweise kann römische Kamille eingesetzt werden, aber bitte vorher austesten! Von den Heilsteinen haben sich Aquamarin, Aventurin und Fluorit bewährt. Zusätzlich sollte naturheilkundlich eine Darmsanierung mit Tees, Diät sowie Einläufen durchgeführt und auf eine Umstimmungsbehandlung zum Beispiel mit Eigenblutinjektionen Wert gelegt werden.

## Augenüberlastung

Kennen Sie das Problem? Zu lange vor dem PC zugebracht und nun brennen die Augen. Computerarbeit ist meist mit einem starren Blick verbunden. Dieses Fixieren auf einen Punkt stellt ein völlig unnatürliches Sehverhalten dar und beeinträchtigt nicht nur unser optisches Organ. Die statische Belastung der Augenmuskeln lässt die Aufmerksamkeit erlahmen und schickt Störimpulse zu den Umschaltstellen im Hirnstamm. Hier sind die Hirnnervenkerne angesiedelt, die unsere Sinnesorgane, die Nackenmuskeln und andere wesentliche Funktionen unseres Kopfes steuern. Da diese Überlastung solche weit reichenden Folgen hat, sollten Augenstörungen auf alle Fälle augenärztlich abgeklärt werden. Für den Alltag besteht aber die vorrangige Behandlung darin, den Augen Abwechslung zu bieten.

**▶ Aus der Praxis: Mit Mudras sieht man mehr**
Eine Patientin, die in der Kindheit einen Unfall mit Gehirnerschütterung erlitten hatte, wurde immer wieder von Schmerzattacken in den

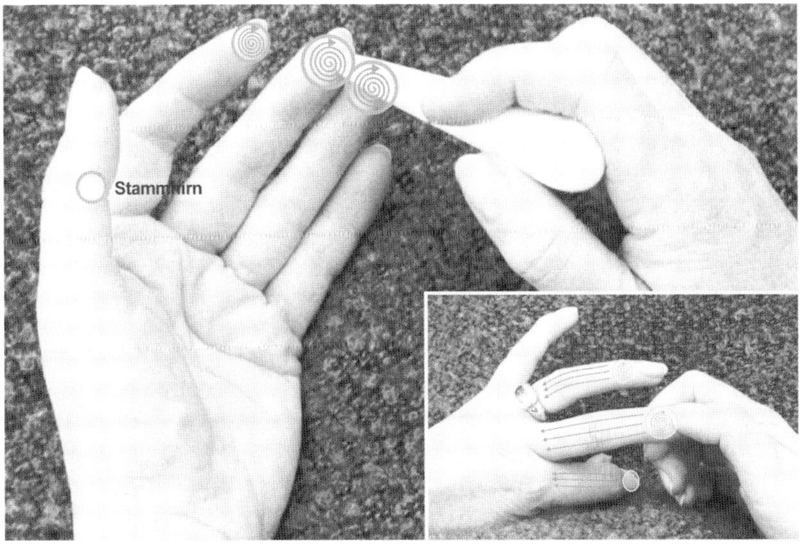


Augen heimgesucht. Die Schmerzen fühlten sich so an, als ob sie einen Schlag auf die Augen bekommen hätte. Zudem minderte sich ihre Sehfähigkeit. Beides konnte sie mit Hilfe des Mudras zur Gehirnintegration und Massagen der Augenzonen an den Händen sprichwörtlich wieder in den Griff bekommen. Bei diesem Mudra legen Sie einfach ein paarmal am Tag etwa 2 bis 4 Minuten lang den Daumen auf die Fingernägel der gebeugten Ring- und Kleinfinger (beide Hände gleichzeitig). Hauptsächlich mit Hilfe dieses Mudras konnte die Patientin ihren körperlichen und seelischen Zustand immer wieder stabilisieren.

**Reflexzonen-Griffe bei Augenüberlastung**

An den Fingerkuppen von Zeige-, Mittel- und Ringfinger befinden sich die Reflexzonen für die Verarbeitung der optischen Reize. Massieren Sie diese Zonen immer wieder bei der Arbeit am Computer sanft durch. Die Augen selbst haben ihre Reflexzonen-Plätze an Falten der Fingerendgelenke auf der Streckseite von Mittel- und Ringfinger. Nehmen Sie diese Gelenke nacheinander zwischen Daumen und Zeigefinger der anderen Hand, und bewegen Sie sie gut durch. Dabei dürfen Sie die Haut dehnen und weich massieren. Zusätzlich hat sich die wiederholte Grundentstörung an den Reflexzonen der Hirnstammregion bewährt.

**Ergänzende Maßnahmen**

Bei Augenüberlastung sollten Sie Ihre Augen am Abend etwa 10 Minuten lang mit feuchtwarmen, in Augentrost-Tee getränkten Kompressen bedecken. Zur Reflexzonen-Massage sind Fenchelöl, Lavendelöl und Rosenöl geeignet. Diese Öle können Sie zudem mit einem rundgeschliffenen Heilstein einmassieren. Am besten eignen sich dafür Bergkristall, Regenbogenobsidian und Chalcedon. Die beste Augenbehandlung bei Überlastung besteht aber in der Betrachtung der grünenden Natur.

## Blähungen bei Kleinkindern

Berührungen vermitteln Geborgenheit und fördern die Zuversicht in das Leben. Fehlen ausreichende körperliche Zuwendungen, hat dies schwerwiegende seelische Schäden zur Folge. So ist es verständlich, dass Säuglinge Massagen lieben, auch die der Handreflexzonen. Die Inderinnen wissen dies bereits seit Jahrhunderten. Vor allem wirken diese Behandlungen an den Händen Wunder, wenn der Säugling von Blähungen geplagt wird.

Kleinkinder nehmen gerne die eigenen Hände in den Mund. Daher ist in diesem Fall besonders auf die Qualität der Öle zu achten, wenn die Massagen mit Ölen unterstützt werden. Folgende Mischung hat sich bewährt: 65 ml Sesamöl, 10 ml Kamillenöl, 14 ml Mandelöl, 5 ml Schwarzkümmelöl, 3 ml Fenchelöl und 3 ml Melissenöl. Das ergibt zusammen 100 ml.

Bereiten Sie die Mischung in einem Arzneifläschchen. Damit dürfen Sie die Hände und Füße Ihres Babys massieren und vor allem die Darmzonen mit weichen kreisenden Streichungen durcharbeiten. Natürlich ist diese Massage auch in blähungsfreien Zeiten zur Vorbeugung geeignet und Erwachsene lieben diese Anwendungen genauso.

**▶ Aus der Praxis: Eine Familienfeier mit Folgen**

Eine Kursteilnehmerin erzählte bei einem Nachtreffen von einer Familienfeier, bei der ein Baby, von Blähungen geplagt, ununterbrochen schrie. Nachdem sie ihre neu erworbenen Kenntnisse bei dem Kind in Form von Hand- und Fußmassagen eingesetzt hatte, ließen die Krämpfe sehr schnell nach. Allerdings begann der Säugling etwa eine halbe Stunde später wieder zu weinen. Bei der genaueren Betrachtung stellte die Heilpraktikerin fest, dass die gesamte Mundschleimhaut mit einem weißlichen Belag ausgekleidet war, das Kind also unter Soor, einer Pilz-

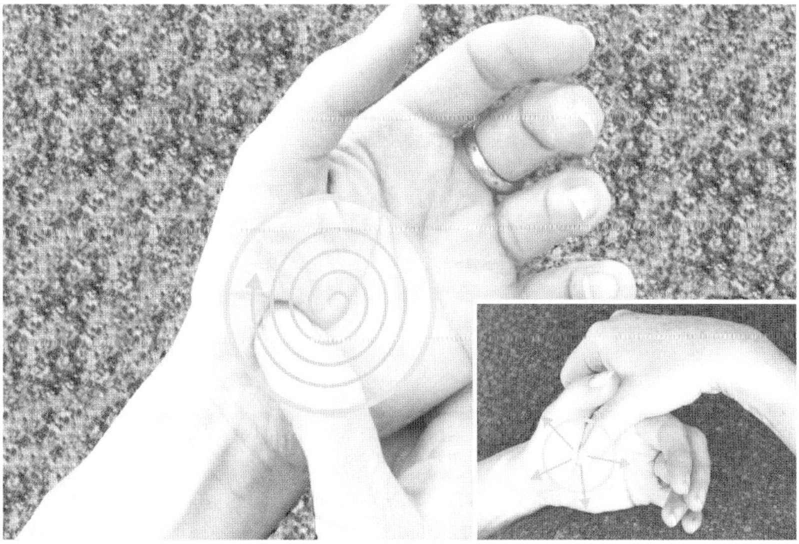

erkrankung, litt. Offensichtlich hatte die Reflexzonen-Massage die eigentliche Ursache der Blähungen zum Vorschein gebracht: eine massive Verpilzung des Darms, die sich durch die Reflexzonen-Provokation auch an der Mundschleimhaut zeigte. Die Umstellung der Nahrung, eine gezielte Darmpilzbehandlung und regelmäßige Hand- und Fußmassagen bereiteten in kurzer Zeit diesen Blähungsproblemen ein Ende.

### Reflexzonen-Griffe bei Blähungen

Bei den Massagegriffen sind die weichen Streichungen die Methode der Wahl. Auch wenn wir natürlich bei Säuglingen auf die Grundentstörung verzichten, ist diese bei Erwachsenen durchaus angezeigt. Suchen Sie dazu den maximalen Punkt in den Darmzonen an den Händen. Bei Kindern dürfen Sie Ihrer Phantasie freien Lauf lassen. Entscheidend ist nur, dass Sie flüssigen Bewegungen folgen und bei Ihrem Kind ein Wohlgefühl hervorrufen. Kreisen Sie spiralförmig in den Handflächen, streichen Sie die Handrücken aus, massieren Sie die Fingerchen und dehnen Sie die Hände sanft in alle Richtungen. Auf diese Weise erreichen Sie das vegetative Nervensystem genauso wie den Darm, der sich wieder entspannt.

**Ergänzende Maßnahmen**
Bei Blähungen von Kleinkindern hat sich seit alten Zeiten ein Tee bewährt, den auch stillende Mütter trinken können (täglich etwa 1 bis 2 Tassen): eine Mischung aus jeweils 25 g Fenchelfrüchte, Kümmelfrüchte und Gänsefingerkraut. Diesen Tee gießen Sie dünn auf, lassen ihn etwa 8 bis 10 Minuten ziehen und geben etwa eine Tasse mit in das Fläschchen.

## Blasenstörungen

Die Blase kann von vielerlei Störungen betroffen sein. Ein Katarrh kann sie plagen, sie kann als so genannte Konfirmandenblase die Spannung nicht halten, Bakterien können sich in ihr eingenistet haben, oder sie kann wie ein undichter Wasserhahn tröpfeln. Beim genaueren Anschauen der Funktion der Blase fällt auf, dass das Wasserlassen ein aktiver Vorgang ist. Der Blasenschließmuskel hält die Öffnung zur Harnröhre im Ruhezustand in einer Art Zuggurtung dicht geschlossen. Erst wenn diese Zuggurtung gelöst wird, kann der Urin abfließen. Alle Schließmuskeln unseres Körpers sind eng mit dem vegetativen Nervensystem verbunden, so auch der der Blase. Daher gilt es bei diesen Problemen, sofern sie nicht mechanischer Natur sind (z.B. nach Operationen), auf eine gute Entspannung zu achten.

Bei Blasenstörungen sollten zudem zwei weitere Aspekte beachtet werden: Wie bereits beschrieben, geht es bei der Blase auch um Gefühle. Ist jemandem zum Weinen zumute, die Schleusen in den Augen aber sind verhärtet und geschlossen, müssen die Energien den Umweg über die Blase nehmen. Dann gibt es noch die Betrachtung der Blase in der traditionellen chinesischen Medizin. Dort ist die Blase das Hauptorgan der Immunabwehr. Eine Blasenstörung ist daher immer auch Ausdruck eines geschwächten Abwehrsystems. Zusammenfassend kann man sagen, dass wir bei Blasenproblemen nach Problemen in der Auseinandersetzung mit der Umwelt suchen und uns die Tränen eingestehen sollten, die fließen wollen.

**▶ Aus der Praxis: Nachtprogramm gegen Angst**
Der vierjährige Sohn von Freunden aus Südafrika begann eines Tages wieder einzunässen. Die Eltern fanden durch Nachfragen heraus, dass Ängste vor dem Verlassenwerden die wesentliche Ursache dafür waren. Auf meine Empfehlung hin massierten sie ihm jeden Abend die Hände

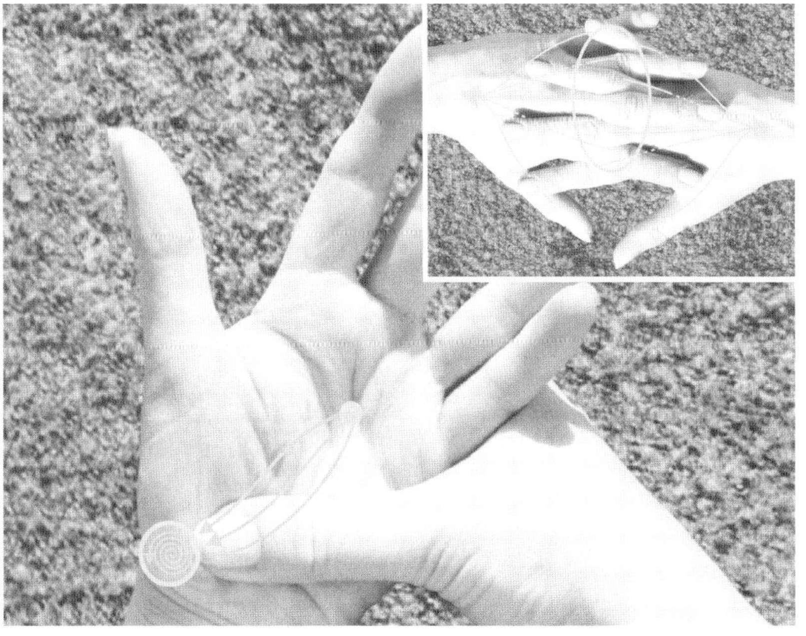

– vor allem aber die Blasen- und Nierenzonen – und förderten mit Vorlesen von Geschichten, die von Zuversicht handelten, seine Fähigkeit, mit Ängsten besser umzugehen. Das Einnässen war nach etwa einer Woche vorbei, aber die Handmassagen und das Geschichtenvorlesen sind seither zu einem allabendlichen Ritual geworden.

**Reflexzonen-Griffe bei Blasenstörungen**

Mit folgender Massagetechnik können Sie den Harnabfluss etwas steigern: Suchen Sie den Kreuzungspunkt, der entsteht, wenn Sie die gespreizten Finger zur Handwurzel hin verlängern. Von diesem Punkt aus streichen Sie mit dem Daumen der anderen Hand etwa 5- bis 7-mal herzhaft in Richtung Blasenzone. Dann massieren Sie das gesamte Gebiet mit sanften Kreisen durch. Natürlich dürfen Sie an den intensivsten Reflexzonen-Punkten die Grundentstörung machen.

Sollte Ihr Abwehrsystem in Mitleidenschaft gezogen sein, können Sie es dadurch unterstützen, dass Sie die Finger beider Hände verschränken und sie mit leichtem Druck langsam auseinander ziehen. Wiederholen Sie diese Übung etwa 5- bis 7-mal.

**Ergänzende Maßnahmen**

Sorgen Sie bei Ihren inneren Gewässern immer für reichlichen Durchfluss, am besten mit gutem Wasser oder Tee. Folgende Teemischung aus Ihrer Apotheke hat sich bei Blasenstörungen bewährt: 30 g Brennnesselkraut, 20 g Goldrutenkraut, 30 g Löwenzahnwurzel und 20 g Bärentraubenblätter. Den Tee etwa 10 bis 12 Minuten ziehen lassen. Zwei Tassen täglich bringen den Harnfluss wieder in Gang.

Zur Reflexzonen-Massage in den Blasenzonen dürfen Sie Sandelholzöl zum Anregen und Mimosenöl zur Beruhigung verwenden. Bei den Heilsteinen wirken roter Jaspis, grauer Achat und Heliotrop besonders gut.

## Bluthochdruck

Diese Problematik schlägt in unserem Gesundheitswesen mit einem hohen Kostenanteil zu Buche, und die Auswirkungen sind vor allem in Form von Schlaganfällen und Herzinfarkten bekannt. Wie bei der Kreislaufschwäche (siehe S. 90) ist auch hier nicht allein das Herz verantwortlich. Vielmehr muss der Spannungszustand der kleinen Arterien gesenkt werden, die den Blutdruck bestimmen. Sind diese Blutgefäße entspannt, haben sie einen großen Innendurchmesser, durch den viel Blut ohne großen Widerstand fließen kann. Angespannt verengt sich das Lumen dieser Arterien und aus der Strömungslehre ist bekannt, dass sich der Fließwiderstand im Gefäß mit dem Kubik ($x^3$) der Verengung erhöht. Das Herz muss deshalb bei einer Verengung der Gefäße um die Hälfte gegen den achtfachen Widerstand anpumpen. Dadurch steigt der Blutdruck. Werden die Gefäße durch Entspannung geweitet, sinkt auch der Blutdruck.

Der Schlüssel zur Blutdruckregulation liegt im vegetativen Nervensystem, das die Spannungen der Arterien steuert. Die Reflexzonen-Massage an den Händen kann mithelfen, die kleinen Arterien wieder regulationsfähig zu machen. Der Angriffspunkt für die Behandlungen befindet sich dabei in den Steuerungszentralen des vegetativen Nervensystems und hier besonders in den Zentren des Parasympathikus: in den Zonen von Hirnstamm, Gehirn, Kreuzmark und Bauchnervensystem. Da auch andere Ursachen, wie Nierenerkrankungen, für einen erhöhten Blutdruck verantwortlich sein können, sind diese Selbstbehandlungen nur unter gewissenhafter ärztlicher oder naturheilpraktischer Begleitung erlaubt.

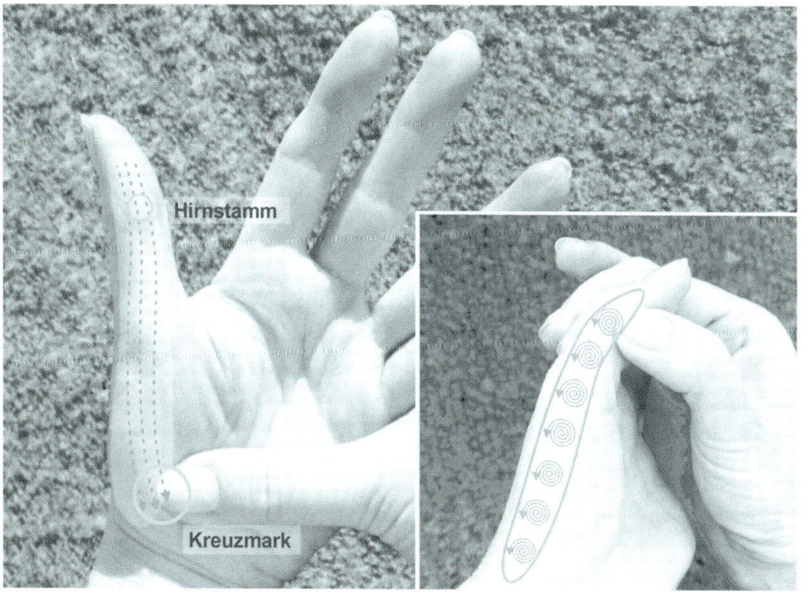


▶ **Aus der Praxis: Die Kombination bringt den Erfolg**

Die Blutdruckwerte meines Vaters schnellten eines Tages so sehr in die Höhe, dass ein Krankenhausaufenthalt und weitergehende Medikamenteneinnahmen notwendig wurden. Bis sich der Körper auf die Herzmittel eingestellt hatte, war sein Blutdruck noch starken Schwankungen unterworfen. Auf meinen Rat hin massierte sich mein Vater täglich 1- bis 2-mal die Hände, was bereits einen kleinen Ausgleich zur Folge hatte. Als erfahrener Pendelpraktiker und Rutengänger ließ er es aber nicht dabei bewenden und pendelte zudem einmal täglich seine Hände aus. Ab da glich sich sein Blutdruck mit Hilfe der Medikamentenstütze hervorragend aus.

### Reflexzonen-Griffe bei Bluthochdruck

Eine Griffkombination, die sehr schnell den Blutdruck um etwa 10 Punkte senkt, ist die Grundentstörung in den Zonen vom Hirnstamm und Kreuzmark in der Steißbeinregion. Danach sollten Sie die Reflexzonen des Bauchnervensystems mit weichen langsamen Kreisen durcharbeiten. Lassen Sie sich dazu genügend Zeit, und geben Sie jedem dieser Punkte etwa zehn Kreise (Abbildung s. „Rheuma“, S. **105**). Zum Abschluss jeder Massage können Sie alle Wirbelsäulenzonen von oben nach unten Richtung Handwurzel 3- bis 5-mal ausstreichen.

**Ergänzende Maßnahmen**

Eine weitere Regulierungsmöglichkeit für den Blutdruck besteht in gelenkten Atem- und Entspannungstechniken. Dazu gehören zum Beispiel das autogene Training, die progressive Entspannung nach Jacobson und tiefer gehende Meditationstechniken. Über diese bewussten Wege der Selbstentspannung gewinnen Sie wieder die Gelassenheit, die einen Menschen mit gut reguliertem Blutdruck auszeichnet. Was Sie allerdings unbedingt vermeiden sollten, ist das Rauchen, da Nikotin ein sehr starkes Nervengift ist, das nachhaltig die Gefäße verengt und die Regulation blockiert.

Zur Unterstützung der Reflexzonen-Massagen ist Majoranöl sowie das Öl der römischen Kamille geeignet. Eine besondere Maßnahme besteht in der Massage der Zonen mit Rosenöl, das Gefühlskonflikte klärt und der Liebe mehr Raum gibt – beides Themen, die bei Bluthochdruck wesentlich sind. Serpentin, Lapislazuli und Sodalith sind die Heilsteine zur Ergänzung.

## Cellulitis (Orangenhaut)

Dieses Problem darf nicht nur kosmetisch verstanden werden, denn es zeugt von einer Überfrachtung des Bindegewebes mit Stoffwechselschlacken. Tägliche Reflexzonen-Massagen der gesamten Hände und insbesondere der Darm- und Hüftzonen können eine Entlastung einleiten. Die Schlacken lösen sich aus dem Gewebe und können über Ausleitungen mit Tee den Körper verlassen.

Als Ergänzung sollte das betroffene Cellulitisgebiet mit Lymphdrainage weich behandelt werden. Bitte verabreichen Sie keine harten Reize an die betroffenen Regionen, auch keine intensiven Trockenbürstungen, sondern nur weiche, da sich durch zu starke Reize die Cellulitisprobleme erfahrungsgemäß verschlechtern.

**▶ Aus der Praxis: Glatte Haut durch die Hände**

Als ich vor Jahren in einem Grand Hotel im schweizerischen Interlaken die Fitness- und Massageabteilung betreute, waren in den Schönheitswochen, die in Kooperation mit dem hauseigenen Schönheitssalon angeboten wurden, auch Massagen inbegriffen. Zu der Zeit machte ich die ersten Gehversuche mit den Handreflexzonen, die ich in mein Massagekonzept mit einbaute. Eine Problemstellung, die immer wieder bei unseren Kundinnen auftrat, war Cellulitis. Natürlich konnte ich nicht

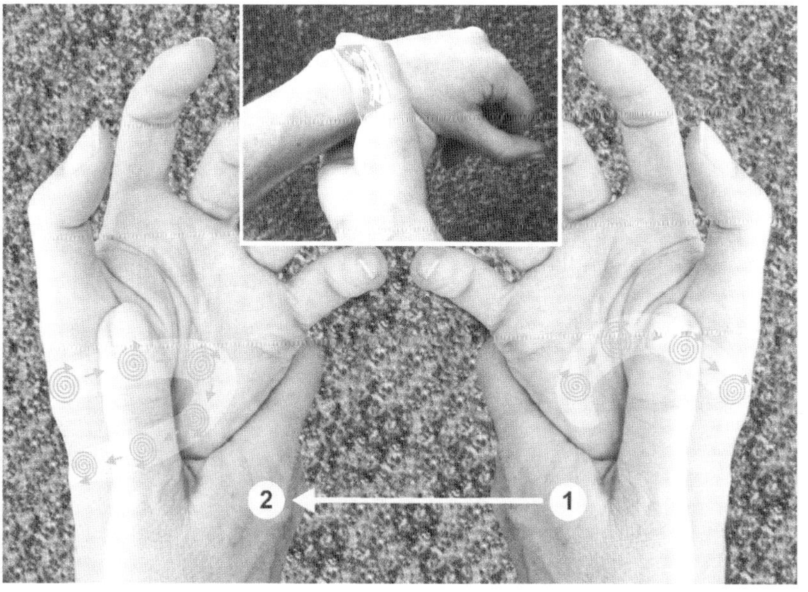


erwarten, dass mit ein paar Massagen dieses Problem verschwunden sein würde. Das Feedback, das ich aber von zwei Teilnehmerinnen dieser Schönheitswochen ein halbes Jahr später erhielt, stimmte mich sehr positiv. Beide erklärten unabhängig voneinander, dass die Selbstmassagen an den Händen ihre Bemühungen um eine Reduzierung der Orangenhaut deutlich verbessert hätten.

**Reflexzonen-Griffe bei Cellulitis**

Bearbeiten Sie 2- bis 3-mal täglich Ihre Darm- und Hüftzonen in folgender Weise: Beginnen Sie an der rechten Hand, und massieren Sie mit weichen Kreisen (ca. 5 Kreise pro Stelle) die Reflexzonen des Dickdarms durch. Dann wechseln Sie an die linke Hand und setzen dort Ihre Behandlungsreise fort. Anschließend dürfen Sie Ihre Dünndarmzonen in großflächigen Kreisen an beiden Händen durchmassieren (Lokalisation der Zonen siehe Umschlaginnenseite). Den Abschluss bilden die Hüftzonen, die Sie folgendermaßen behandeln: Umfassen Sie Ihr Handgelenk mit der anderen Hand und führen Sie eine ringförmige Massagebewegung um Ihr Handgelenk durch (etwa fünfmal an jeder Hand).

**Ergänzende Maßnahmen**

Für die Reflexzonen-Massagen können Sie eine Ölmischung aus 1 ml Majoran-, 1 ml Nelken-, 2 ml römische Kamille-, 1 ml Bergamotte- und 1 ml Kümmelöl, die in 20 ml Jojobaöl als Trägeröl gegeben werden, verwenden. Zudem werden die Cellulitisbehandlungen durch die Heilsteine Dumortierit, Picassomarmor und Landschaftsjaspis unterstützt. Weiterhin können Sie für die Ringmassage der Hüftzonen ein Armband aus Amethystkugeln einsetzen. Für die Entschlackung haben sich zweimal jährlich eine Fastenkur und Ernährungsumstellungen bewährt.

## Depressionen

Durch die enge Verbindung der Hände zu den Emotionen bieten ausgiebige tägliche Reflexzonen-Massagen, die zonenübergreifend sein sollten, eine Möglichkeit, die gefühlsmäßige Erstarrung wieder zu lösen. So können wir über das „Erfassen" wieder zum „Handeln" gelangen. Besonderes Augenmerk sollte dabei den Leberzonen an den Händen zukommen. Dies deshalb, weil die Leber sowohl auf der körperlichen wie auch auf der seelischen Ebene eine wesentliche Rolle bei der Energieproduktion spielt. Leberprobleme und -krankheiten gehen mit Energielosigkeit, Antriebsschwäche und Depressionen einher. In der chinesischen Akupunkturlehre besitzt die Leber die Funktion eines Generals oder Heerführers und füllt die Muskeln mit Energie. Ist sie erschöpft, folgen Schwächeerscheinungen. Dann erschlaffen Muskeln, Sehschärfe, Stimme, Zunge, Hodensack und Brüste. Sogar die Traummotive werden zaudernd. Ein typischer Traum ist, dass man unter Bäumen liegt und sich nicht zu erheben wagt. Regelmäßige aktivierende Reflexzonen-Massagen der Leberzonen an den Händen bieten also eine kleine Chance, aus einer Depression wieder herauszufinden.

Manche Depressionen beruhen auf Lichtmangel. Dafür kann eine dunkle Wohnung oder ein Arbeitsplatz ohne ausreichendes Tageslicht verantwortlich sein. Dies wirkt sich besonders an düsteren Wintertagen in Depressionsanfällen aus. Hier bringen photosensibilisierende ätherische Öle wie Bergamotte, Zitrone, Orange, Mandarine oder Limette eine deutliche Besserung. Regelmäßig in der Duftlampe schaffen diese nicht nur ein angenehmes Raumklima, sondern machen die Haut auch durchlässiger für das noch vorhandene Licht. Natürlich müssen Sie vorsichtig sein, wenn Sie sich in einem solchen sensibilisierten Zustand intensiver Sonnenbestrahlung aussetzen.

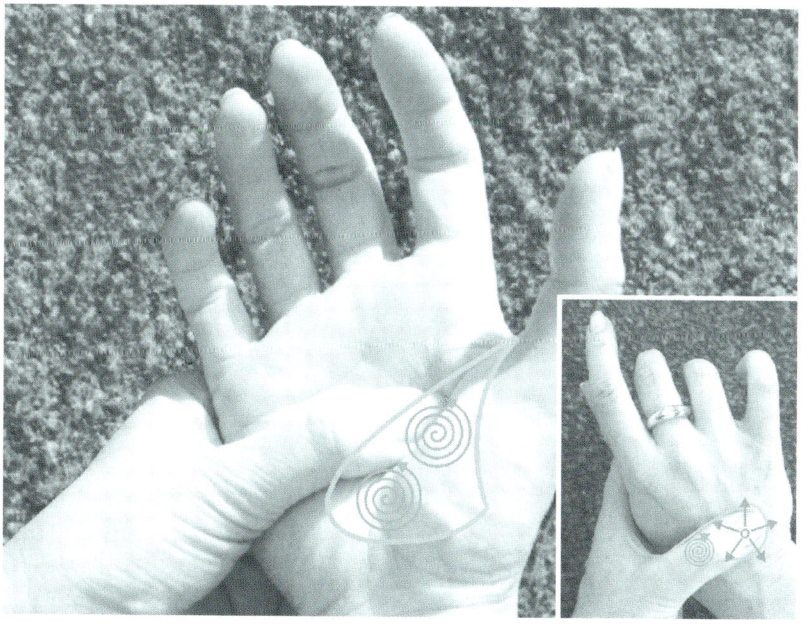

**▶ Aus der Praxis: Licht gegen düstere Stimmungen**
Eine Neurologin setzt bei Patienten, die unter Depressionen leiden, noch eine weitere Möglichkeit zur Stimmungsaufhellung ein. Den Erfolg soll das folgende Beispiel zeigen: Einer 74-jährigen Patientin, die niedergedrückt und antriebslos war und kaum noch ihre Wohnung verließ, empfahl sie, den Wohnbereich mit „Life-Tone"-Lampen auszustatten. Die Lampen sollten in einem Zimmer zusammen mindestens 400 Watt haben, und sie sollte verschiedene Farbnuancen wählen. Nach etwa drei Monaten dieser Lichtkur startete die alte Dame mit einem Volkshochschulkurs, dann mit Seniorengymnastik und nimmt inzwischen wieder aktiv am sozialen Leben teil.

### Reflexzonen-Griffe bei Depressionen

Das Abflussorgan der Leber ist die Gallenblase, die wir in besonderem Maße würdigen sollten, ist sie doch nach der chinesischen Medizin die „mutige Lenkerin mit Ehre" in unserem psychosomatischen Organverbund. Sie sollten die Gallenblase mit herzhaften (aber angenehmen!) Griffen an ihre Aufgabe erinnern. Pumpen Sie nach der Grundentstörung etwa 5- bis 7-mal an dem Reflexzonenpunkt, und streichen Sie dann den Punkt sonnenförmig in alle Richtungen aus. Wiederholen Sie diese Griffe etwa 3- bis 4-mal pro Handsitzung. Für die Leber genügt meist die Grundentstörung an ihren intensivsten Reflexzonenpunkten.

**Ergänzende Maßnahmen**
Für die Massage dieser Zonen eignen sich besonders die ätherischen Öle aus Melisse, Minze und Anis. Als Heilsteine zum Massieren der Zonen können Sie sich von Karneol und besonders vom „take it easy"-Stein, dem Dumortierit, überraschen lassen. Als zusätzlicher Tipp ist das Johanniskraut zu nennen, das selbst bei schweren Depressionen in gleicher Weise wie synthetische Präparate überzeugt.

## Erkältung

Unpässlichkeit, ein kratzender Hals, geschwollene Mandeln und vielleicht auch eine laufende Nase; so sieht das klassische Bild einer Erkältung aus. Zudem ist der Betroffene unlustig und rückzugsbedürftig. Meistens kommt dem aber eine Aufgabe, die unbedingt erledigt werden muss, in die Quere. Ein Grippevirus können wir leider auch mit den Handreflexzonen nicht stoppen, aber da Antibiotika darin genauso wenig erfolgreich sind, dürfen wir uns bei Erkältungen vor allem um die Begleiterscheinungen kümmern und das Immunsystem stabilisieren. Die Reflexzonen-Massagen an den Händen können das Grundproblem nicht lösen, aber die Behandlungen der Lymphzonen entschärfen spürbar die Symptome. Dies entbindet natürlich nicht davon, dem Körper die Ruhe zu gönnen, die er einfordert. Zudem sind bei wiederholten Erkältungen Maßnahmen, die die Widerstandskraft stärken, erforderlich.

**▶ Aus der Praxis: Gesundheit beginnt in der Seele**
Eine Fülle von Umbrüchen in meinem Leben führte dazu, dass ich mir zu wenig Zeit für mein inneres Gleichgewicht genommen hatte und etwas hart zu mir selbst geworden war. Natürlich reagierte mein Körper entsprechend darauf: Eine Erkältung löste die andere ab. Zwar konnte ich mit Tees, homöopathischen Mitteln und den Handreflexzonen immer wieder eine Besserung einleiten, doch Ausheilen war mir nicht vergönnt. Die Wende brachte erst ein Hand-Erlebnis in der meditativen Versenkung, als ich mir unbewusst meine Lymphzonen drückte. Plötzlich tauchten bei einem Reflexzonen-Punkt Situationen aus meiner Kindheit auf, in denen ich ähnliche Themen erlebt hatte. Nach intensi-

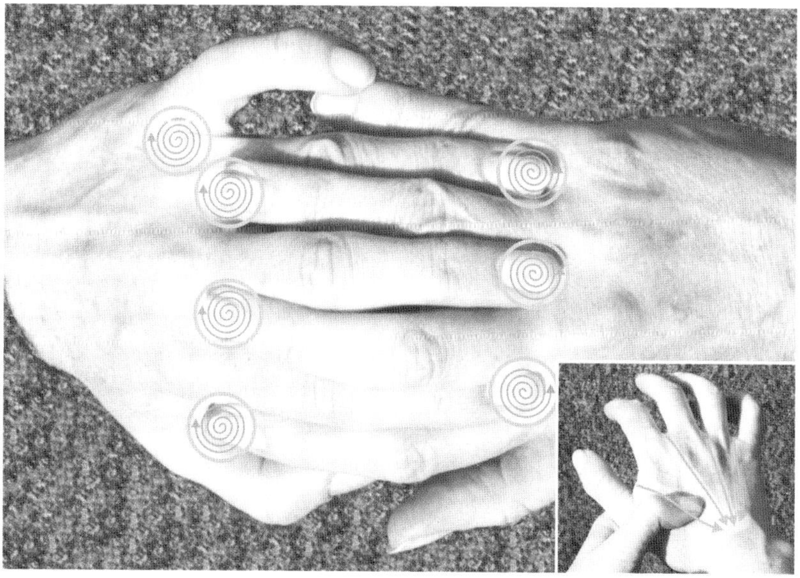

vem Hineinatmen in diesen Punkt kam ich dann in den Wachzustand zurück und sorgte für einen besseren inneren Ausgleich und für mehr liebevolle Zuwendung mir selbst gegenüber. Die Erkältung war am nächsten Tag wie weggeblasen.

**Reflexzonen-Griffe bei Erkältung**

Legen Sie die Fingerkuppen in die Schwimmhäute der anderen Hand. Nun melken Sie die Schwimmhäute sanft etwa 7- bis 10-mal aus. Danach verschränken Sie die Finger beider Hände ineinander und ziehen sie mit leichtem Druck langsam wieder auseinander. Wiederholen Sie diese Übung etwa 5- bis 7-mal. Wenn Sie diese Griffe 1- bis 2-mal pro Stunde wiederholen, dürften die Erkältungszeichen sich schnell bessern.

Für die Bronchien eignet sich noch folgender Griff: Streichen Sie etwa 5- bis 7-mal das Gewebe zwischen den Mittelhandknochen der Finger in Richtung Handwurzel aus. Natürlich dürfen Sie überall dort, wo Sie intensive Reflexzonen-Punkte finden, die Grundentstörung machen.

**Ergänzende Maßnahmen**

Sorgen Sie bei Erkältungen zuerst für warme Füße, und führen Sie dann erst alle anderen Maßnahmen durch. Die ätherischen Öle Fichtennadel, römische Kamille und Schopflavendel können Sie sowohl zur Reflexzonen-Massage wie auch zum Inhalieren verwenden. Bei den Heilsteinen sind besonders gegen Erkältung Heliotrop und Chalcedon zum Tragen und Massieren geeignet. Wenn sich Erkältungen wiederholen, sollten Sie Ihre Abwehr stärken. Die wesentlichen Maßnahmen sind dabei Homöopathie, Sauna, Kneippsche Anwendungen, Eigenblutinjektionen oder einfach nur einmal ein Urlaub.

## Fastenbegleitung

Heilfasten bedeutet, innerlich Großputz zu machen und dabei Überflüssiges zu entsorgen. Für den Körper sind es die Stoffwechselschlacken, die er nicht mehr benötigt, im Seelischen geht es um überkommene Verhaltens- und Lebensweisen, die mit dem Heilfasten durchbrochen und hinterfragt werden. Sowohl körperlich wie auch seelisch ist dabei das Hauptentgiftungsorgan die Leber. Sie bindet die Schlackenstoffe an die Gallensäure und entlässt diese Komplexe über die Gallenblase in den Darm und dann nach außen. Gemeinsam mit den Verdauungssäften der Bauchspeicheldrüse spaltet die Galle die Nahrung auf und aktiviert den Darm für eine schnellere Entleerung.

Beim Heilfasten holt sich der Körper die Brennstoffe für die täglichen Aktivitäten aus den Reserven. In diesen Depots wurden allerdings nicht nur die Kalorien gesammelt, sondern leider auch viele Stoffwechselschlacken eingelagert. Diese kommen nun durch das Fasten zum Vorschein und müssen von der Leber für die Entsorgung aufbereitet werden. Bleiben diese Schlacken im Körper, werden wir müde, schlapp, missmutig und motivationslos. Darum ist es so wichtig, der Leber beim Heilfasten eine besondere Zuwendung zukommen zu lassen. Hier helfen ausgiebige tägliche Reflexzonen-Massagen der gesamten Hände und insbesondere der Leberzonen, um während der Fastenkur in guter Stimmung zu bleiben. Diese Behandlungen stellen eine Maßnahme für zwischendurch dar, für die unauffällige Ergänzungsbehandlung zum besseren Entschlacken – sowohl körperlich wie auch seelisch.

**▶ Aus der Praxis: Motivationsprogramm gegen die Entbehrung**

Besonders am dritten Tag einer Fastenkur besteht neben einem unterschwelligen Hungergefühl eine allgemeine Schlappheit. Beides verschwindet erfahrungsgemäß dann etwa am fünften Tag wieder. So auch bei einem Patienten, den ich durch eine Fastenkur begleitete. Als er

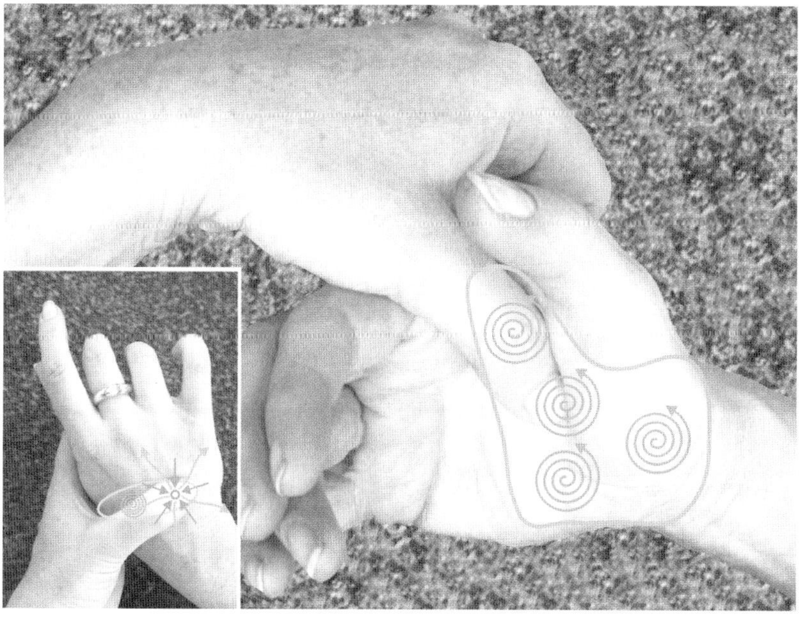

mich wegen der Energielosigkeit anrief, schickte ich ihm ein Fax mit den Reflexzonen an den Händen, die er sich massieren sollte, und gab ihm telefonisch die Massageanleitung. Bei der Rückmeldung, um die ich ihn bat, erzählte er mir dann etwa fünf Stunden später, dass seine Motivation gestiegen wäre und die Müdigkeit deutlich nachgelassen hätte.

### Reflexzonen-Griffe bei der Fastenbegleitung

Die Gallenblase ist das Organ, das für den Abfluss aus der Leber zuständig ist. Daher sollten Sie die Gallenblase über die Handreflexzonen aktivieren. Dazu wird der Pumpgriff angewendet. Nach der Grundentstörung am Reflexzonen-Punkt der Gallenblase pumpen Sie im Gewebe etwa 5- bis 7-mal. Danach streichen Sie den Punkt sonnenförmig in alle Richtungen aus. Wiederholen Sie diese Griffe etwa 3- bis 4-mal pro Massagesitzung. Ergänzend dazu massieren Sie die Leberzonen weich durch und gehen dann über in die Darmzonen, die Sie mit großflächigen Kreisen an beiden Händen behandeln können.

Für die Reflexzonen-Massage an den Händen während der Fastenkur sollten Sie sich dreimal täglich etwa 10 bis 15 Minuten Zeit nehmen. Ihre Stimmung und die Entschlackung wird dadurch deutlich verbessert.

**Ergänzende Maßnahmen**

Die ätherischen Öle, die Sie zur Reflexzonen-Massage während einer Fastenkur einsetzen können, sind Melisse, Minze und Anis. Zudem eignet sich als Heilstein zum Massieren der Zonen der Dumortierit und der Amethyst, die beide das Fasten erleichtern. Ein besonderer Tipp für Fastende, die mit dem Hungergefühl Schwierigkeiten haben: tragen Sie einen roten Chalcedon während der Fastenkur als Anhänger.

## Gallenprobleme

Schwierigkeiten mit der Gallenblase bedürfen einer medizinischen Abklärung mittels Sonografie, um eventuelle Steinbildungen zu erkennen. Erst danach können wir über die Zonen an der Hand für eine vegetative Entspannung der Gallenblase und der Gallengänge sorgen.

Oft klagen Betroffene nach Gallenblasenoperationen über Beschwerden, die denen vor der Operation ähnlich sind. Dieses so genannte Postcholezystektomiesyndrom ist durch eine vegetative Irritation der Gallenblasengänge zu erklären und mit wiederholten Grundentstörungen der betreffenden Reflexzonen an den Händen beeinflussbar.

Gallenblase und Gallengänge sind Hohlorgane und als solche vegetativ besonders innerviert. Die enge Anbindung an die vegetativen und entwicklungsgeschichtlich uralten Zentren im Gehirn macht verständlich, dass Schmerzen in diesen Organen oft als existenzbedrohend empfunden werden. Daher sollte neben der Massage der Reflexzonen des Operationsgebietes auch die des Bauchnervensystems mit einbezogen werden. Selbstverständlich gehören solche Beschwerden immer auch ärztlich oder naturheilpraktisch abgeklärt und behandelt.

**▶ Aus der Praxis: Eine steinlose Kolik**

Ein Patient, dessen Gallenblase zusammen mit den Steinen bereits vor Jahren entfernt worden war, litt auch anschließend immer wieder unter kolikartigen Krämpfen, die nur auf starke Schmerzmittel reagierten. Da sich die Anfälle gehäuft und verstärkt hatten, kam er ziemlich zermürbt in die Praxis. Zudem war er verzweifelt, da er bei seinen Arztbesuchen als „Vorführeffekt“ oft keine Beschwerden hatte und nun glaubte, er bilde sich diese nur ein. Natürlich hatte er auch an diesem Tag keine Schmerzen. Neben Ohrakupunktur, Neuraltherapie und der Verordnung von homöopathischen Mitteln sowie Schlangengiftpräparaten zeigte ich ihm, wie er sich selbst über die Handreflexzonen be-

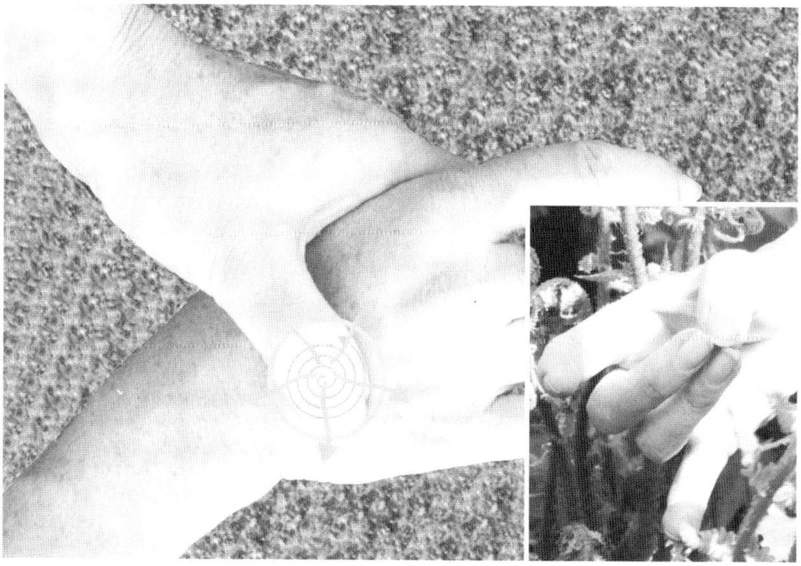

handeln konnte. Beim Kontrolltermin vier Wochen später berichtete er, dass die Koliken seltener und mit Hilfe der Handmassagen erträglicher geworden seien. Nach einer Behandlungszeit von etwa sechs Monaten waren nur mehr drei Schmerzanfälle aufgetreten, und nach einem weiteren halben Jahr hatte sich das Problem vollständig erledigt.

### Reflexzonen-Griffe bei Gallenproblemen

Die wesentlichste Behandlung stellt die Grundentstörung der Gallenzone an den Händen mit anschließendem weichen sonnenförmigen Ausstreichen dar. Eine weitere Möglichkeit ist die Anwendung des Energie-Mudras, das besonders auf kolikartige Schmerzen Einfluss nimmt. Dieser Handgriff ist so einfach wie wirksam: Drücken Sie an beiden Händen die Fingerspitzen von Daumen, Mittelfinger und Ringfinger etwa zwei Minuten lang sanft aneinander, und stellen Sie sich vor, dass Sie an diesen Verbindungen jeweils einen Luftballon mit Ihrem Atem aufblasen. Hierbei decken sich die Mudras mit den Gehirnzonen an den Händen, wo die emotionale Verarbeitung der Schmerzimpulse erfolgt. Zur Beruhigung des Bauchnervensystems massieren Sie zum Schluss die Daumenballen an beiden Händen mit weichen Kreisen von oben nach unten durch.

**Ergänzende Maßnahmen**

Wenn nach Gallenoperationen wieder kolikartige Schmerzen auftreten, sollten die Operationsnarben neuraltherapeutisch entstört werden. Die einfachste Methode zur Narbenentstörung ist die über die zugehörigen Punkte an den Ohr-Reflexzonen. Auf alle Fälle ist es notwendig, nach einer Gallenoperation das Essverhalten zu ändern: Fett vermeiden und kleine Portionen essen!

Zur Unterstützung der Reflexzonen-Massage eignen sich vor allem Melissenöl und Minzeöl. Bei den Heilsteinen sind es vor allem Bernstein, Magnesit und Peridot, die Sie zum Massieren der Zonen einsetzen können.

## Gicht

Die wichtigste Grundregel bei der Gichtbehandlung besteht in einer eiweißarmen und alkoholfreien Diät. Gicht ist eine Wohlstandskrankheit, die bei den reichen Römern der Cäsarenzeit genauso bekannt war wie bei den Fürsten der Renaissance. Arme Leute hatten viele andere Krankheiten, nur keine Gicht. Inzwischen haben wir die Armut in Deutschland zurückgedrängt. Dafür hat uns der Wohlstand eine Verarmung des Nährwerts im Essen beschert. Im Vergleich zu vor 200 Jahren nehmen wir heute nur etwa ein Drittel an Getreide, ein Viertel an Ballaststoffen und die Hälfte an Kohlenhydraten zu uns. Dafür ist der Konsum an Zucker auf gewaltige Mengen gestiegen, und der Fett- sowie der Eiweißanteil der Nahrung hat sich seit damals verdreifacht. Zudem macht statistisch gesehen Alkohol bereits fünf Prozent der durchschnittlichen Kalorienzufuhr aus. Dadurch ist die Leber überlastet und kann die Eiweißüberschüsse nicht mehr in harmlosen Harnstoff abbauen, sondern sie produziert die Harnsäure, die sich in den Gelenken als Gicht schmerzhaft bemerkbar macht.

Die Reflexzonen an den Händen unterstützen Fastenkuren, die zur Entschlackung notwendig geworden sind, und bringen schmerzenden Gelenken Linderung. Leider erreichen wir damit nicht die Großzehengelenke, die zuerst die Gicht anzeigen. Wenn zusätzlich zur Ernährungsumstellung die Leberzonen behandelt werden, unterstützen wir dieses Stoffwechselorgan und verbessern nachhaltig die Schmerzen.

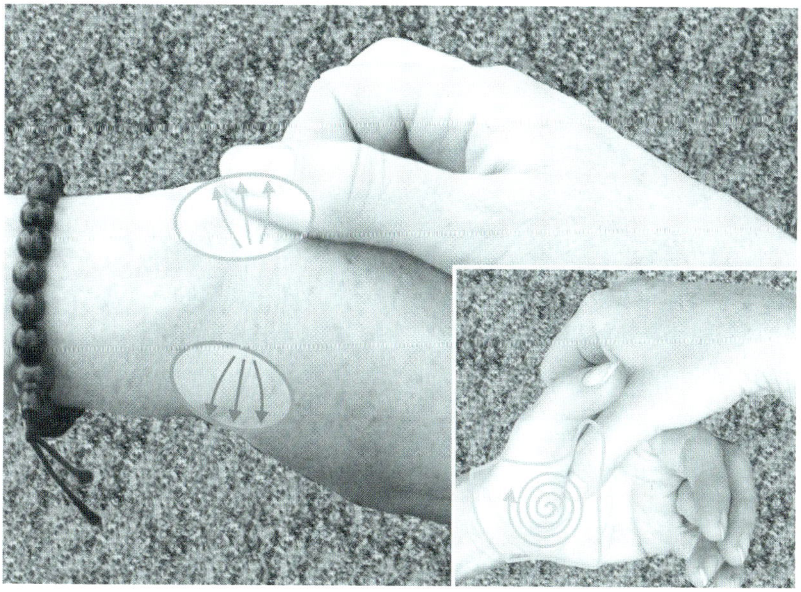

▶ **Aus der Praxis: Die Folgen einer Schlachtplatte**

Ein guter Bekannter hatte erhöhte Harnsäurewerte. Wider besseres Wissen hatte er bei einer Schlachtplatte und mehreren Bieren nicht nein sagen können und musste dies prompt mit fürchterlichen Schmerzen am Großzehengrundgelenk büßen. Da er lange Zeit fleisch- und alkoholarm gelebt hatte, benötigte er keine harnsäuresenkenden Medikamente und wollte auch in diesem Fall darauf verzichten. So ließ ich für ihn einen Stoffwechseltee holen, machte ihm einen Leberwickel mit lauwarmen Kartoffeln und wickelte seinen Großzeh mit einem ebenso lauwarmen Kohlblatt ein das ich dann mit einem feuchtkalten Tuch umwickelte). Die Schmerzen ließen aber erst spürbar nach, als ich ihn aufforderte, die Hüftzonen an der dem schmerzenden Zehengelenk gleichseitigen Hand zu massieren. Diesen Maßnahmen folgte etwa drei Stunden später ein durchfallartiger Stuhlgang, woraufhin alle Beschwerden wie weggeblasen waren.

### Reflexzonen-Griffe bei Gicht

Meistens meldet sich die Gicht zuerst am Großzehengrundgelenk. Auch wenn keine Reflexzonen für die Füße und Zehen an den Händen vorhanden sind, können dennoch mit gutem Erfolg die Hüftzonen bei Gicht genutzt werden. Dazu sollten Sie nach der Grundentstörung die

Hüftzonen melken. Fassen Sie dazu die Hüftzonen zwischen Daumen und Zeigefinger und massieren Sie diese Zonen innen und außen an den Händen. Danach können Sie mit dem Ringgriff die Gichtbehandlung abschließen: Umfassen Sie dafür das Handgelenk mit der anderen Hand, und führen Sie eine ringförmige Massagebewegung um das Handgelenk durch (etwa fünfmal an jeder Hand; Abbildung siehe „Hüftbeschwerden", S. 93). Für die Ausleitungsbehandlung der Leber-Gallenzone dürfen Sie Ihre Hände an den Handflächen ausgiebig durchmassieren.

**Ergänzende Maßnahmen**

Die ätherischen Öle – Wacholderöl, Rosmarinöl und Latschenkieferöl –, die Sie zur Massage in den Reflexzonen bei der Gicht einsetzen können, dürfen Sie auch direkt an den betroffenen Gelenken anwenden. Außerdem können Sie für die Ringmassage der Hüftzonen ein Armband aus Amethyst- oder Labradoritkugeln einsetzen.

Die wichtigste Maßnahme bei Gicht ist aber die Entschlackung. Dazu ist folgende Teemischung, die Sie in der Apotheke erhalten, geeignet: 30 g Kalmuswurzel, 35 g Angelikawurzel, 10 g Tausendguldenkraut und 25 g Minzenblätter. Von dem Tee, den Sie etwa 12 Minuten ziehen lassen, sollten Sie über einen Zeitraum von etwa drei Wochen täglich zwei Tassen trinken.

## Hämorrhoiden

Die Reflexzonen-Massage der Enddarmregion an den Händen lindert sowohl den Schmerz wie auch den Juckreiz im After. Diese Zonen sind leicht erreichbar, unauffällig selbst zu behandeln und wirken meist recht schnell.

Für die Grundbehandlung dieses Problems muss allerdings die Ernährung umgestellt werden: Gesunde Kost mit viel Gemüse und Salaten, wenig oder kein Zucker und Trennkost über einen Zeitraum von etwa 8 bis 12 Wochen sind angebracht. Bei Hämorrhoiden sind häufig Leberstauungen und falsche Essenskombinationen die Auslöser. Werden Eiweiß oder Kohlenhydrate mit Früchten kombiniert, besteht die Gefahr, dass diese Mischung im Magen-Darmtrakt in Verbindung mit den Verdauungsenzymen zu gären beginnt. Diese Gärmaische produziert dann Fuselalkohole, die den Darm und die Leber schädigen. Das Ergebnis sind Hämorrhoiden. So gilt es, bei diesem Problem vor allem die Ernährungsgewohnheiten zu überprüfen.

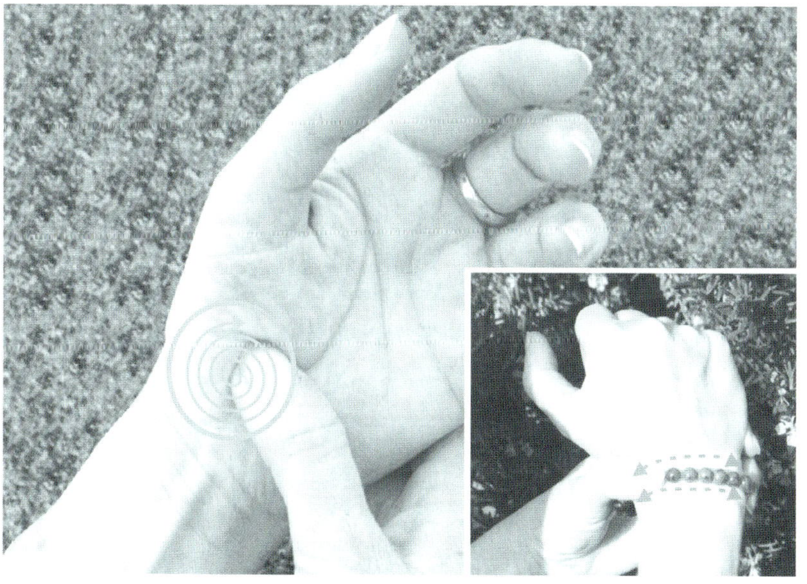

**▶ Aus der Praxis: Notfallgriffe für den After**

Eine Patientin, die seit Jahren unter Hämorrhoiden litt, kam nach ausgiebigen proktologischen Untersuchungen und Hämorrhoidenverödungen in die Praxis. Eine konsequente Umstellung der Ernährung nach einer Fastenkur auf Trennkost brachte zusammen mit homöopathischen Tropfen und Salben eine deutliche Besserung. Für die Zeiten, in denen die Hämorrhoiden juckten oder beim Stuhlgang schmerzten, zeigte ich ihr die Zonen an den Händen, die sie dann massieren sollte. Nach etwa einem halben Jahr war sie weitgehend beschwerdefrei, und ihre „Notfallgriffe" nutzte sie immer wieder bei kleinen Unpässlichkeiten mit ihren vorbelasteten Venen im After.

### Reflexzonen-Griffe bei Hämorrhoiden

Nach der Grundentstörung sollten Sie die Leber mit weichen Kreisungen unterstützen und danach den Darm mit einbeziehen (Abbildung siehe „Fastenbegleitung", S. 81). Nehmen Sie sich dafür täglich 2- bis 3-mal etwa 3 bis 5 Minuten Zeit. Zwischendurch, wenn die Hämorrhoiden jucken oder während des Stuhlgangs erreichen Sie eine Erleichterung durch sanftes kreisendes Massieren der Zonen des Enddarms. Sie können dabei den Ringgriff verwenden, bei dem Sie das Handgelenk mit der anderen Hand umfassen und mit ringförmigen Massagebewegungen um das Handgelenk die Zonen des Beckenbodens durchmassieren (etwa fünfmal an jeder Hand).

**Ergänzende Maßnahmen**

Bei Hämorrhoiden sollte immer auch überprüft werden, ob der Darm mit Pilzen besiedelt ist. Geben Sie Ihrem Darm in diesem Fall physiologische Darmbakterien. Eine einfache Methode zur Schmerzlinderung sind Einläufe oder Darmspülungen und für die Hämorrhoiden selbst sind Hamamelis-Salben sehr hilfreich.

Die Reflexzonen-Massagen können Sie mit Majoranöl, Nelkenöl und dem Öl der römischen Kamille unterstützen. Bei den Heilsteinen ist vor allem der Landschaftsjaspis zu nennen. Aus diesem Stein gibt es auch Armbänder, die Sie für die Ringmassage einsetzen können.

## Halsbeschwerden

Ob Angina, Mandelentzündung oder Heiserkeit; in allen diesen Fällen ist das lymphatische Abwehrsystem im Hals, der Waldeyersche Rachenring, überfordert und schmerzt. Eine andere Ausgangssituation ergibt sich durch eine Überlastung der Stimmbänder bei Rednern oder Sängern. Halbstündliche oder sogar viertelstündliche Lymphanregungen über die Handreflexzonen lindern diese Zustände recht zuverlässig.

**▶ Aus der Praxis: Urlaub mit Handikap**

Wenn wir in den Urlaub fahren, nehmen wir an, dass uns dies gut tut, können sich Körper und Seele doch endlich einmal erholen. Lange Autofahrten, Klimaanlagen im Flugzeug oder ungewohnte Temperaturen lassen die Erholung aber häufig erst einmal ausfallen. Oft kommen nach der Ankunft am Reiseziel Hals-, Nasen- oder Rachenprobleme zum Vorschein. Dies war auch einer Bekannten passiert, die heftige Halsschmerzen und Schluckbeschwerden bekam, als sie meinen Bruder und mich am Kap der Guten Hoffnung besuchte. Das Abendessen war bereits bestellt, und so galt es, so schnell wie möglich eine Linderung ihrer Beschwerden herbeizuführen. Nach etwa fünf Minuten Massage der betreffenden Zonen an den Händen waren die Schmerzen deutlich reduziert, und bis wir nach einer weiteren Viertelstunde (mit Selbstmassage) im Lokal waren, konnte sie bereits die Vorspeise ohne Schmerzen genießen.

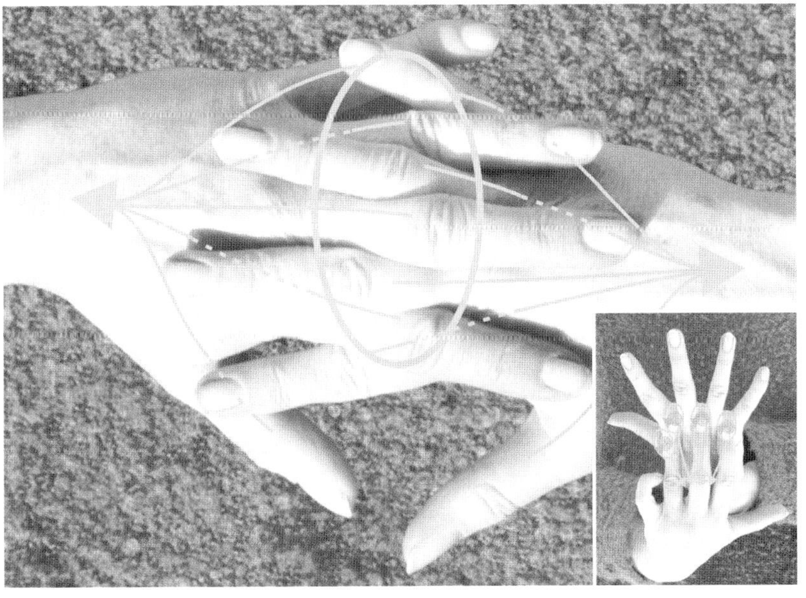

**Reflexzonen-Griffe bei Halsbeschwerden**

Die wesentlichen Griffe bestehen in der wiederholten Grundentstörung und im Melken der lymphatischen Halszonen mit nachfolgendem Ausstreichen. Legen Sie dazu die Fingerkuppen in die Schwimmhäute der anderen Hand. Nun melken Sie sanft die Schwimmhäute etwa 7- bis 10-mal aus. Danach verschränken Sie die Finger beider Hände ineinander und ziehen sie dann mit leichtem Druck langsam wieder auseinander. Wiederholen Sie diese Übung 5- bis 7-mal. Anschließend streichen Sie 5- bis 7-mal das Gewebe zwischen den Mittelhandknochen von Zeigefinger und Mittelfinger in Richtung Handwurzel aus. Nutzen Sie auch die Griffe der allgemeinen Wohlfühlmassage (siehe S. 42).

**Ergänzende Maßnahmen**

Altbewährte Mittel bei Halsbeschwerden sind Tinkturen aus Salbei, Thymian und Bergamotte. Lassen Sie sich eine Mischung in der Apotheke herstellen, und geben Sie ein paar Tropfen in ein Glas Wasser, mit dem Sie stündlich gurgeln. Zur Reflexzonen-Massage können Sie dieselben Pflanzen als ätherische Öle verwenden.

Wenn Sie zudem einen Tee aus je 25 g Eibischwurzel, Brombeerblättern, Erdbeerblättern und Ehrenpreiskraut trinken, der 8 bis 12 Minuten gezogen hat, dürften Ihre Halsbeschwerden schnell vergehen. Opernsänger haben noch einen besonderen Trick bei Heiserkeit: Sie essen frische Brombeeren oder trinken Brombeersaft. Lapislazuli und Sodalith sind die Heilsteine, die zur Reflexzonen-Massage bei Halsbeschwerden Anwendung finden.

## Herz-Kreislauf-Schwäche

Um einen kräftigen und stabilen Kreislauf zu erhalten oder zu bekommen, genügt es nicht, das Herz stärker anzutreiben, denn der Blutdruck wird im Wesentlichen von der Spannkraft der Arterien bestimmt. Diese Spannung wiederum unterliegt der Regulation des vegetativen Nervensystems. Aktivierende Massagen in den Reflexzonen von Herz und Vegetativum helfen mit, Herz-Kreislauf-Probleme langfristig zu regulieren.

Die Arterien wären schlaffe Schläuche, würden sie nicht vom Sympathikus gespannt. Dieser Anteil des vegetativen Nervensystems vermittelt Körper und Seele Stress- und Spannungsimpulse. Unter seinem Einfluss werden wir aufgeregter und handlungsfreudiger, die Adrenalin- und Cortisonausschüttung aus der Nebenniere wird gesteigert, und die Pupillen werden zur Erhöhung der Wachsamkeit scharf gestellt. Der Gegenspieler des Sympathikus, der Parasympathikus, bewirkt das Gegenteil. Wir werden ruhiger, die Verdauung und der Aufbau der Reserven gewinnen an Bedeutung, und die Pupillen entspannen sich. Während die meisten Organe von beiden vegetativen Anteilen versorgt werden, verfügen die Arterien ausschließlich über einen Sympathikuseinfluss. Daher helfen aktivierende Reflexzonen-Massagen, um niedrigen Blutdruck und Kreislaufschwäche langfristig zu regulieren.

**▶ Aus der Praxis: Wenn einer eine Reise tut**

Auf einer Zugfahrt zu einem Vortrag in München saß mir ein junges amerikanisches Ehepaar aus New Orleans im Abteil gegenüber. Die Frau machte einen sehr blassen Eindruck auf mich. Im Gespräch stellte sich heraus, dass ihr der Klimawechsel Schwierigkeiten bereitete. Ihr Puls war sehr flach, und Schwindelgefühle machten ihr das Aufstehen schwer. Dadurch war die ansonsten aktive Frau motivationslos geworden, was ihr sichtlich zu schaffen machte. So zeigte ich den beiden die Aktivierungsgriffe an den Handreflexzonen und bat den Ehemann, seiner Frau diese Zonen zu massieren. Nach etwa fünf Minuten nahm sie

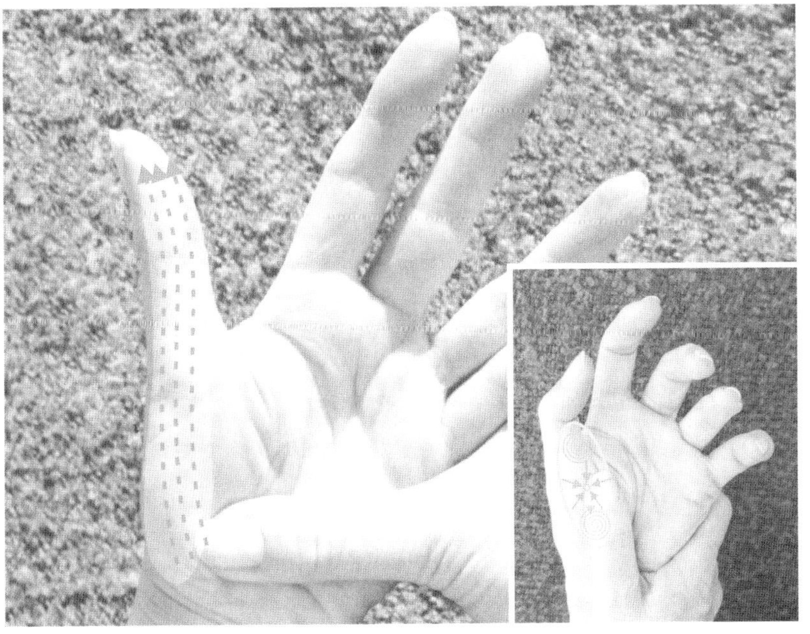

viel angeregter am Gespräch teil, und nach einer weiteren Viertelstunde bekam die Gesichtshaut wieder ihre gesunde Farbe zurück. Beim Aussteigen in München war sie diejenige mit dem stärksten Taten- und Erkundungsdrang, wobei ich das Gefühl hatte, dass jetzt der Ehemann die gleiche Behandlung nötig gehabt hätte.

### Reflexzonen-Griffe bei Herz-Kreislauf-Schwäche

Massieren Sie die Zonen des vegetativen Grenzstranges an beiden Händen mit pumpenden und kreisenden Griffen durch. Diese Reflexzonen finden Sie am Daumen, etwa einen halben Querfinger in Richtung Handfläche neben der Hautgrenze von der Daumenbeugeseite zur Daumenstreckseite. Dieser Linie entlang sollten Sie morgens täglich Ihr vegetatives Nervensystem aktivieren. Pro Stelle pumpen und kreisen Sie etwa 5- bis 7-mal herzhaft (aber angenehm!). Danach streichen Sie die ganze Strecke nach oben Richtung Daumenspitze 3- bis 5-mal aus.

### Ergänzende Maßnahmen

Bereits Pfarrer Kneipp wusste, dass kalte Güsse oder Waschungen den Kreislauf in Schwung bringen. Auch wenn dies zur Zeit aus der Mode gekommen ist, gilt es noch immer. Von den ätherischen Ölen, die Sie zur Reflexzonen-Massage einsetzen können, sind vor allem Kampferöl, Rosmarinöl und Pfefferminzöl geeignet. Bei den Heilsteinen zum Massieren der Zonen haben bei Kreislaufschwäche der rote Jaspis und der rote Granat eine anregende Wirkung.

## Hüftbeschwerden

Hüftbeschwerden betreffen Frauen in größerem Maße als Männer. Ein wesentlicher Grund dafür liegt in den statischen Veränderungen, die sich durch Schwangerschaften ergeben. Erfahrungsgemäß verbreitert sich besonders nach der zweiten Schwangerschaft das Becken, wodurch sich der Winkel verändert, in dem sich der Hüftkopf in der Hüftpfanne bewegt. Infolge dessen müssen sich alle Muskeln, Bänder und Sehnen neu ausrichten. Dafür sind ausgiebige Gymnastik und gezielte physiotherapeutische Übungen notwendig, für die oft leider die Zeit fehlt. Die so entstandene Fehlstatik setzt sich bis zu den Füßen fort und führt im weiteren Verlauf häufig zu einem Halux valgus, einem Großzeh, der sich zu den anderen Zehen hinwendet und Schmerzen bereitet. Gesellen sich zu dem Geschehen zusätzlich Übergewicht, Stoffwechselbelastungen oder Bewegungsmangel, sind die Ausgleichsreserven des Körpers irgendwann erschöpft. Reflexzonen-Massagen an den Hüftzonen sorgen zusammen mit stoffwechselentlastenden Maßnahmen und Physiotherapie dafür, dass der Schmerz möglichst klein und die Beweglichkeit möglichst groß bleibt.

**▶ Aus der Praxis: Handgreifliches auch für Handwerker**
Ein Schweißer klagte während der Arbeit öfters über Hüftbeschwerden. Da gab ihm ein Freund von mir, der die Reflexzonen kennen gelernt hatte, den Tipp, täglich die Hüftzonen an den Händen zu massieren. Der erste Erfolg stellte sich innerhalb weniger Minuten in Form einer Schmerzlinderung ein. Dadurch war dieser bodenständige Handwerker leicht zu motivieren, die Selbstbehandlungen weiter zu verfolgen. Vor allem wurde er immer wieder schmerzhaft daran erinnert, wenn er in schmerzfreien Intervallen seine Handmassagen vergessen hatte.

### Reflexzonen-Griffe bei Hüftbeschwerden

Nach der Grundentstörung der maximalen Punkte in den Hüftzonen können Sie diese sanft melken. Fassen Sie dazu die Hüftzonen zwischen Daumen und Zeigefinger, und massieren Sie die Zonen innen

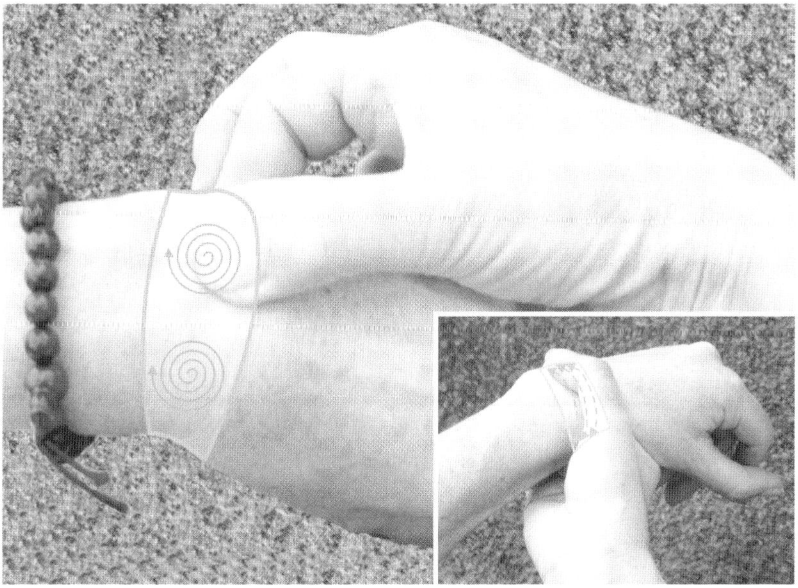

und außen an den Händen. Im Anschluss können Sie das Handgelenk mit der anderen Hand umfassen. Dabei bilden Daumen und Zeigefinger einen Ring um die Hüftzonen. Massieren Sie nun mit einer ringförmigen Bewegung das Handgelenk durch (etwa fünfmal an jeder Hand). Am Ende jeder Behandlung streichen Sie das Reflexzonen-Gebiet in Richtung Arme aus.

### Ergänzende Maßnahmen

Mit Wacholderöl, Rosmarinöl und Latschenkieferöl können Sie sowohl die Reflexzonen an den Händen wie auch die betroffenen Gelenke massieren. Die Ringmassage der Hüftzonen an der Handwurzel lässt sich außerdem hervorragend mit einem Kugelarmband aus Amethyst unterstützen.

Das Wesentlichste bei Beschwerden in den Hüften besteht aber in gezielten physiotherapeutischen Kräftigungen der Hüftmuskeln. Lassen Sie von Ihrem Physiotherapeuten Gang und Haltung überprüfen und gegebenenfalls korrigieren. Auch eine Stoffwechselentschlackung hilft. Hierzu haben sich Fastenkuren und das blutige Schröpfen bestens bewährt.

Ein wichtiger Rat zum Schluss: Lassen Sie unbedingt Ihren Säugling von einem Orthopäden auf eine Hüftdysplasie hin untersuchen. Im ersten Lebensjahr ist sehr leicht noch unglaublich viel korrigierbar, was später unmöglich oder nur mit größtem Aufwand möglich ist.

## Konzentrationsschwierigkeiten

Wird unsere Aufmerksamkeit durch zu viele Aufgaben oder Anforderungen überlastet, schaltet irgendwann auch das leistungsfähigste Gehirn ab. Die Folgen davon kennen wir als Konzentrationsschwierigkeiten. Auch wenn wir mit den Reflexzonen-Massagen das Leistungsvermögen kurzfristig durchaus wieder steigern können, besteht die Grundbehandlung darin, Leib und Seele in Natur und Frischluft wieder aufzutanken.

Die angewandte Kinesiologie bietet bei Konzentrationsschwierigkeiten ein weiteres hervorragendes Konzept, das vor allem bei Kindern mit Lernschwierigkeiten mit großem Erfolg eingesetzt werden kann. Dabei werden Arme und Beine in ausladenden Kreisen bewegt und geschwungen, was den Kindern sehr viel Spaß macht. Diese Übungen sind großteils auf Achterfiguren aufgebaut, um die beiden Hirnhälften besser zu synchronisieren. Es lohnt sich, diese einfachen und doch so wirkungsvollen Möglichkeiten zur Konzentrationssteigerung näher zu erkunden.

**▶ Aus der Praxis: Zwei Mudras fürs Weiterkommen**

Als mein langjähriger guter Freund Thomas bei der Entwicklung unserer CD-ROM wieder einmal vor schier unlösbaren Problemstellungen saß, sah ich ihn seine Hände zu dem Mudra formen, das bei den Kopfschmerzen (siehe S. 97) abgebildet ist. Als ich ihn darauf aufmerksam machte und ihm die Wirkungen erklärte, war er sichtlich überrascht. Seitdem benützt er zusätzlich noch das „Apan-Mudra“ (Abbildung siehe nächste Seite). Dadurch hat sich seine Strategie bei Problemen verändert. Er grübelt nicht mehr so lange, sondern formt nacheinander die beiden Mudras und macht dann eine Pause. Danach setzt er sich wieder vor den PC, und bislang kam immer eine neue gute Lösung für einen Programmierschritt dabei heraus.

### Reflexzonen-Begriffe bei Konzentrationsschwierigkeiten

Hierzu eignet sich hervorragend ein Mudra, bei dem Sie die Fingerkuppen beider Hände aneinander legen (Abbildung siehe „Kopfschmerz“, S. 97). Bei Kopfschmerzen werden die Fingerkuppen zur Entspannung

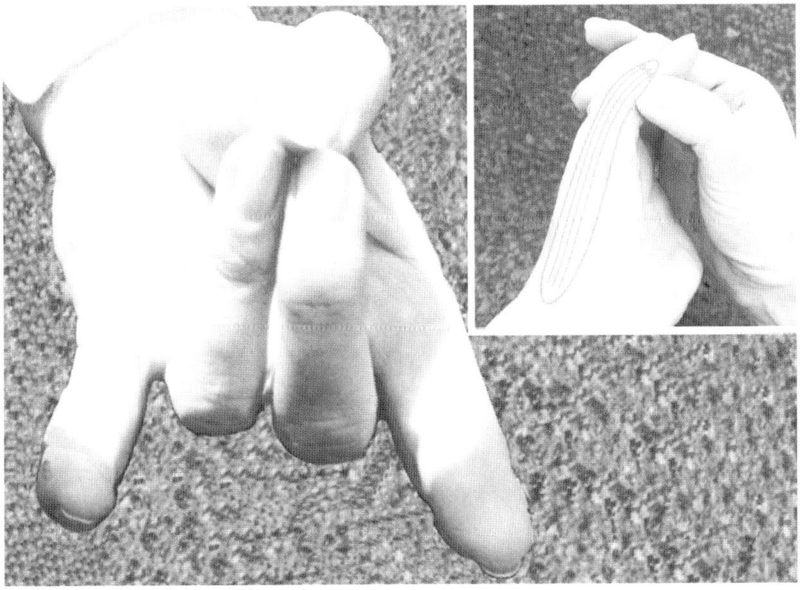

massiert; zur Konzentrationssteigerung brauchen Sie sie nur etwa 2 bis 3 Minuten mit leichtem Druck zusammenzupressen. Dieses Mudra steigert die Aufmerksamkeit enorm. Es gibt Menschen, die nehmen beim konzentrierten Denken intuitiv diese Fingerhaltung ein. Kim da Silva nennt die Mudras „Fingerreflexzonen". Hier zeigt sich wieder einmal, dass viele der Reflexzonen-Möglichkeiten durch lang erprobte Alltagserfahrungen bestätigt werden.

Um die frei gewordene Geisteskraft zielgerichtet umzusetzen, sollten Sie die Kuppen von Daumen, Mittelfinger und Ringfinger auch etwa 2 bis 3 Minuten mit leichtem Druck zusammenpressen. Seien Sie aber nicht überrascht, wenn dann der Anruf kommt, auf den Sie schon den ganzen Tag gewartet haben. Als Abschluss dürfen Sie die Reflexzonen der Halswirbelsäule nach oben zur Daumenkuppe hin sanft ausmassieren.

### Ergänzende Maßnahmen

Auch wenn Amethyst oder Calzit als Heilstein getragen erfahrungsgemäß die Konzentration steigern, entbindet uns dies nicht vom Entspannen in einer angenehmen Umgebung, am besten in der freien Natur. Bei den ätherischen Ölen können Sie Nelkenöl, Petitgrainöl oder

Tannenzapfenöl sowohl zur Reflexzonen-Massage als auch in der Duftlampe verwenden.

## Kopfschmerzen

Am häufigsten sind Kopfschmerzen spannungsbedingt und gehen mit Muskelverspannungen einher, die das empfindliche Gefüge am Übergang von der Halswirbelsäule zum Schädel stören. Auslöser dieser Spannungen können körperliche Überlastungen, seelische Probleme oder ungelöste Konflikte sein. Wenn wir uns den Kopf zerbrechen, zwischen zwei Alternativen zerrissen sind oder wenn etwas einfach nicht in den Kopf will, möchte der Verstand einen anderen Weg gehen, als uns das Gefühl sagt.

Meist besteht ein Widerspruch zwischen dem, was wir für sinnvoll halten, und dem, wohin uns das Herz führen möchte. Dies kann eine einfache Pause bei der Arbeit sein und genauso eine lebensbestimmende Entscheidung über die Partnerschaft oder den Arbeitsplatz betreffen. Die Massagen in den Handreflexzonen lösen keine Konflikte, aber sie entkrampfen die Muskulatur und geben der psychosomatischen Schnittstelle im Hirnstamm neue Impulse. Dann fällt es leichter, dem Gefühl zu folgen und den Kopf einmal etwas ruhen zu lassen.

▶ **Aus der Praxis: Direkte Erfahrung durch praktischen Unterricht**
In einer Unterrichtseinheit, in der Fallstudien in der Naturheilpraxis besprochen wurden, kam eine angehende Heilpraktikerin mit Kopfschmerzen in den Unterricht. Da ich solche Gelegenheiten immer sofort aufgreife, nahm ich auch hier die Kopfschmerzen zum Anlass, um Behandlungsstrategien aufzuzeigen. So geht es zuallererst einmal darum, dem betroffenen Menschen in seiner Leidenssituation zu helfen. Erst danach kommen die Abklärungen und weiteren Maßnahmen. Bei der jungen Frau wählte ich als Schmerzstrategie die Handreflexzonen und machte die Grundentstörung an den Zonen des Übergangs von der Halswirbelsäule zum Kopf. Bereits dies brachte eine kleine Linderung, die sich noch verbesserte, als ich in diese Zonenpunkte Akupunkturnadeln setzte. Der Rest der Unterrichtsstunde war dann den verschiedenen Kopfschmerzvarianten gewidmet, und am Ende ging die Teilnehmerin ohne Kopfschmerz nach Hause.

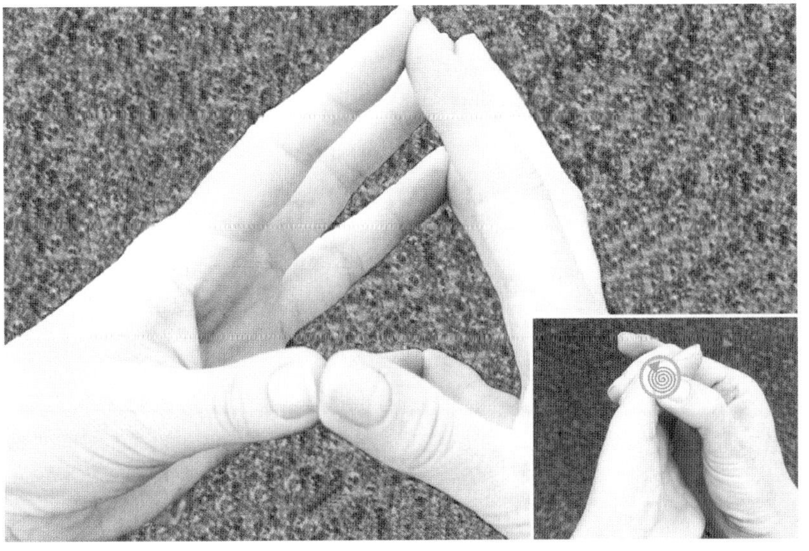

## Reflexzonen-Griffe bei Kopfschmerzen

Eine Entspannungsübung, die sich immer wieder bewährt hat, besteht darin, die Fingerkuppen beider Hände aneinander zu legen und durch gegenläufige Handbewegungen sanft zu massieren. Zur Entspannung des Übergangs von der Halswirbelsäule zum Kopf eignet sich die Grundentstörung am Endgelenk des Daumens und der Finger. Finden Sie an jedem Gelenk den intensivsten Punkt, und machen Sie dort die Grundentstörung. Zum Abschluss dürfen Sie die Reflexzonen der Halswirbelsäule nach unten hin sanft ausstreichen.

## Ergänzende Maßnahmen

An Kopfschmerzen sind immer psychosomatische und seelische Aspekte beteiligt. Heilsteine und ätherische Öle haben darauf einen besonderen Einfluss. Die Erfahrung hat gezeigt, dass Mimosenöl, Melissenöl, Kardamomöl und Ingweröl zur Reflexzonen-Massage und in der Duftlampe eine gute Entspannung bringen. Bei den Heilsteinen haben sich bei Kopfschmerzen Aventurin, Dumortierit („take it easy"-Stein) und Obsidian bewährt.

## Magenverstimmung

Im Grunde lässt sich unser Magen nicht so leicht verstimmen. Wenn wir ihn aber mit Problemen beladen, die dann wie Steine darin liegen bleiben, oder ihm mit falscher Nahrung und einer ungesunden Lebensweise zusetzen, schlägt er Alarm. Mit dem Magen rebelliert das gesamte Bauchnervensystem. Bei Magenverstimmungen ist besonders das Sonnengeflecht betroffen. Dieses Zentrum ist mit den offensiven Emotionen verbunden, mit Ärger, Zorn oder Aggressionen. Diese sind keineswegs nur negativ. Positiv aus dem Herzen heraus gelebt, sorgen sie für die Durchsetzung des eigenen Standpunktes, für Klärungen und Abgrenzungen. Werden diese mächtigen Gefühle unterdrückt, führen sie zu einem Stau, der dann an der falschen Stelle in unangemessener Weise seinen Ausdruck sucht.

Lösungen beginnen immer im Bauch, nicht im Kopf. Die Reflexzonen-Massagen an den Händen helfen mit, aktuelle Verstimmungen zu lindern und aufmerksam dafür zu werden, wenn wieder einmal unangenehme Gefühle im Magen vergraben werden sollen. Natürlich helfen diese Massagen auch dabei, in Zeiten von Völlerei die Überladungen des Magens besser zu ertragen.

### ▶ Aus der Praxis: Ein unverdaulicher Hochzeitsschmaus

Auf einer Hochzeit hatte einer der Gäste, ein etwa 35-jähriger Mann, der gerade eine Fastenkur beendet hatte, die Umstellungsschwierigkeiten unterschätzt und zu viel gegessen. Das Ergebnis waren Übelkeit, Schweißausbrüche und ein umfassendes Schwächegefühl. Als ich zu dem Mann gerufen wurde, fand ich ihn in einem ziemlich elenden Zustand vor, zumal er einem guten Rat folgend auch noch einen Kräuterlikör getrunken hatte, was die ganze Angelegenheit nur noch verschlimmert hatte. Nach etwa fünf Minuten Handmassage mit Grundausgleich in den Zonen des vegetativen Bauchnervensystems ging es ihm bereits etwas besser, und nach wiederholter Selbstmassage war er nach etwa einer halben Stunde wieder fit. Sein Verdauungssystem verzieh ihm allerdings nicht so schnell, denn er war den ganzen Tag noch von Blähungen geplagt, die leider auch gegen die Handreflexzonen-Massage resistent waren.

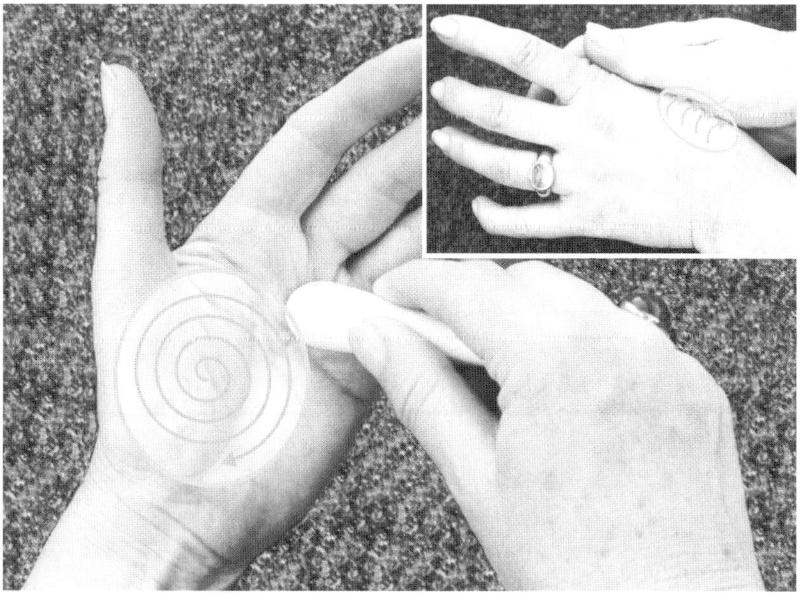

**Reflexzonen-Griffe bei Magenverstimmung**

Hier hat es sich bewährt, die Reflexzonen des Sonnengeflechts und des Magens nach der Grundentstörung mit weichen Kreisungen (etwa 3- bis 5-mal pro Stelle) zu beruhigen. Anschließend können Sie das gesamte Bauchnervensystem und den vegetativen Grenzstrang in die Behandlung mit einbeziehen. Bei dieser Anwendung wird die Regulation des Magens in Leib und Seele gefördert. Auf der körperlichen Ebene wird darüber hinaus die Säureproduktion wieder normalisiert und im Seelischen für einen Ausgleich der Emotionen gesorgt.

**Ergänzende Maßnahmen**

Sollte Sie immer wieder Sodbrennen plagen, können Sie, statt pharmazeutische Säurehemmer zu nehmen, auch ein etwa daumennagelgroßes Stück roher Kartoffel gut kauen und schlucken. Oft wirkt dies sogar besser – und ohne Nebenwirkungen. Als geeigneter Heilstein zur Massage eignet sich bei Magenverstimmungen ein Chalcedon oder ein Bergkristall, mit dem Sie Kümmelöl, Vetiveröl oder Kardamomöl in die Reflexzonen einmassieren können.

## Menstruationsbeschwerden

Wenn Regelbeschwerden auftreten, ist die Regulation zwischen dem vegetativen Nervensystem und den Hormonen aus dem Gleichgewicht geraten. Über die Reflexzonen kann man diese beiden grundlegenden Kommunikationssysteme des Körpers wieder synchronisieren. Die Erfolge der Grundentstörung an den Hormonzonen der Hände würden Bände füllen. Vor allem schmerzhafte Regelbeschwerden können dadurch unauffällig und sehr effektiv gelindert werden.

Eine besondere Rolle gebührt der Hirnanhangsdrüse, die als Hormondirigentin den Einsatz aller Hormone steuert. Diese Drüse stellt eine Schnittstelle zwischen dem Zentralnervensystem, den Hormonen und den Gefühlen dar. Dadurch ist verständlich, dass darüber auch das so genannte prämenstruelle Syndrom (PMS) beeinflusst werden kann.

Auch wenn Männer keine Menstruation erleben, sind die Organanlagen genauso vorhanden. Was sich bei der Frau zu Eierstöcken entwickelt wird beim Mann zu Hoden, und die Gebärmutter der Frau ist beim Mann als Prostata ausgebildet. Daher sind auch bei Männern Unpässlichkeit und andere hormonbeeinflusste Beschwerden über diese Zonen erreichbar.

**▶ Aus der Praxis: Die Anfänge eines Klassikers**

Dieses Problem stellte eine der ersten Anwendungen dar, bei denen ich die Wirkungen der Handreflexzonen direkt miterleben konnte. Meine damalige Freundin hatte starke Regelblutungen, denen meist heftige krampfartige Schmerzen im Unterbauch vorausgingen. Mit Einsetzen der Blutung verschwanden dann die Schmerzen. Ich hatte, etwa 25-jährig, von den Handreflexzonen gehört und wollte ihr etwas Gutes tun. So massierte ich einfach bei einer solchen Gelegenheit ihre Hände. Ich weiß noch, dass wir beide von der Wirkung sehr überrascht waren, denn innerhalb von Minuten ließen die starken Schmerzen nach. Später stellte ich dann fest, dass die Massagen mit den angegebenen Heilsteinen noch schneller und nachhaltiger wirken. Wie vielen Frauen mit Regelproblemen ich inzwischen diese Anwendung zur Selbstmassage empfohlen habe, vermag ich nicht zu sagen, aber das Feedback von denen, die diesem Tipp folgten, war durchweg positiv.

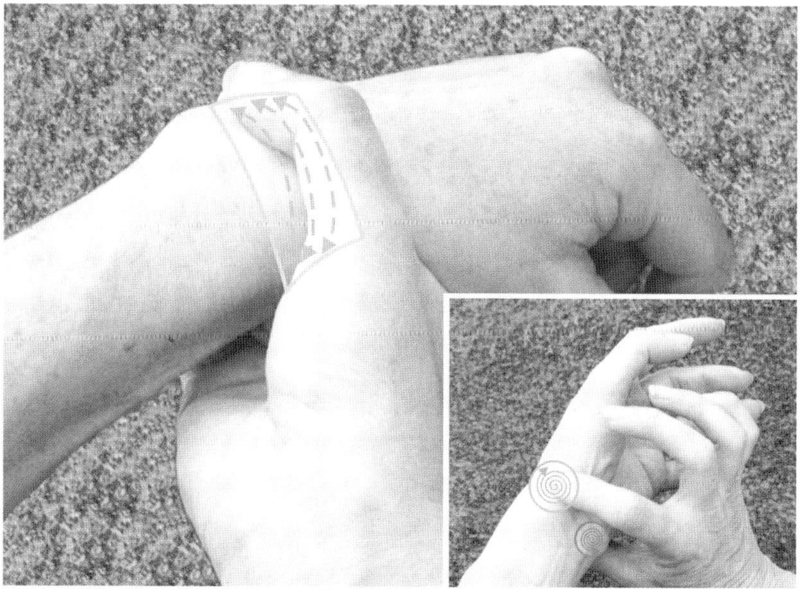

**Reflexzonen-Griffe bei Menstruationsbeschwerden**

Wenn betroffene Frauen zum ersten Mal die Griffe an den Handreflexzonen anwenden, sind sie meist sehr skeptisch. Zu viel haben sie inzwischen mit mehr oder weniger Erfolg ausprobiert. Um so überraschter sind dann die meisten, wenn sich durch eine solch einfache Maßnahme die Spannungen im Unterbauch innerhalb von Minuten lösen.

Nach der Grundentstörung der intensivsten Punkte in Ihren Hormonzonen können Sie diese mit weichen Kreisungen behandeln. Für die Stabilisierung der Stimmung können Sie die Zonen der Hirnanhangdrüse an der Daumenkuppe sanft durchmassieren (Abbildung siehe „Wechseljahresbeschwerden“, S. 119). Danach schließen Sie mit dem Ringgriff die Massage ab: Umfassen Sie das Handgelenk mit der anderen Hand, und massieren Sie mit einer ringförmigen Bewegung das Handgelenk durch (etwa fünfmal an jeder Hand). Sie können sich diese Griffe bedenkenlos 2- bis 3-mal pro Stunde verabreichen.

**Ergänzende Maßnahmen**

PMS und andere Regelprobleme reagieren sehr gut auf die ätherischen Öle von Geranie, Jasmin und Lavendel. Für den Ringgriff der hormonellen Reflexzonen an den Händen hat sich aus der Steinheilkunde ein Kugelarmband aus Serpentin, Malachit oder Bernstein zur Unterstützung bewährt.

## Migräne

Als Halbseitenkopfschmerz betrifft die Migräne vorwiegend Frauen, doch mit erhöhtem beruflichen und privaten Stress haben die Männer in den letzten Jahren bei der Migränehäufigkeit erheblich aufgeholt. Auch wenn eine familiäre Disposition offensichtlich ist, spielen Stress, Allergien (Lebensmittelallergien, besonders Schokolade!) sowie hormonelle und psychosoziale Faktoren wesentliche Rollen dabei, ob Migräne zu einem lebensbestimmenden Leiden wird.

Migräne geht weit über die Kopfschmerzproblematik hinaus und zieht unser gesamtes Wesen in Mitleidenschaft. Dabei verkrampfen die kleinen Arterien im Gehirn und genauso wie die betroffenen Menschen können auch die Blutgefäße nicht mehr reagieren. Da die Gehirnarterien in einem Migräneanfall in Weitstellung verharren, müssen wir uns immer im Klaren sein, dass das Ziel der Migränebehandlung die Regulation ist, nicht nur die Entspannung! Bei einem Migräneanfall kommt es zu einem ödematösen Stau im Gehirn. Die Auswirkungen bestehen in Lichtscheu, Geräusch- und Berührungsempfindlichkeit, Bewegungsunfähigkeit und vielen Symptomen mehr. Alles dies sind Anzeichen einer hochgradigen Überreizung des Nervensystems.

Die Betroffenen wollen in Ruhe, aber nicht allein gelassen werden. Schon das Händehalten bringt bereits Linderung, und vorsichtige Reflexzonen-Massagen der Gehirn- und Lymphzonen mit sanften Griffen bringen die vegetative Regulation der Arterienspannung im Gehirn wieder in Gang.

**▶ Aus der Praxis: Eine angenehme Form der Unterstützung**
Nach einem äußerst arbeits- und ereignisreichen Tag klagte meine Partnerin einmal über Symptome, die in Richtung Migräne zeigten. Mit einer ausgiebigen und liebevollen Handmassage verschwanden sowohl der Kopfdruck wie auch die Befindlichkeitsstörungen, und sie sank bereits während der Massage in einen tiefen und erholsamen Schlaf.

### Reflexzonen-Griffe bei Migräne

Da sich bei den meisten Menschen ein Migräneanfall mit verschiedenen Anzeichen ankündigt, besteht das Hauptaugenmerk darin, ein sol-

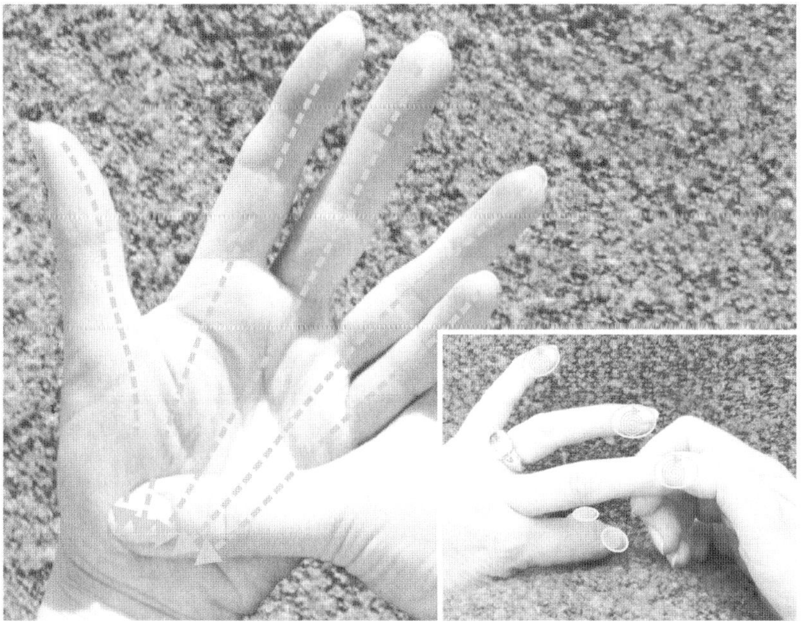

ches Ereignis abzuwenden. Hierzu eignen sich die beiden Mudras, deren Abbildungen Sie in den Abschnitten „Konzentrationsschwierigkeiten" (siehe S. 95) und „Kopfschmerzen" (siehe S. 97) finden. Legen Sie die Fingerkuppen beider Hände aneinander und pressen Sie sie etwa 2 bis 3 Minuten mit leichtem Druck zusammen. Anschließend drücken Sie die Kuppen von Daumen, Ringfinger und kleinem Finger ebenfalls etwa 2 bis 3 Minuten mit leichtem Druck zusammen.

Diese beiden Griffe haben oft schon verhindert, dass Migräneanfälle aufgetreten sind, oder den Verlauf abgemildert. Ergänzend dazu können Sie Ihre Kopfzonen sanft massieren und eine oder zwei (bitte nicht mehr!) vorsichtige Grundentstörungen in den Reflexzonen des Bauchnervensystems machen und dann mit weichen Kreisen ausmassieren. Am Schluss dürfen Sie Ihre Hände auf beiden Seiten von den Fingerspitzen zur Handwurzel hin ausstreichen. Alle diese Maßnahmen sollten Sie natürlich möglichst oft in Ihrer migränefreien Zeit wiederholen.

### Ergänzende Maßnahmen

Da Geruchsempfindlichkeit ein Migränesymptom ist, können Sie bei einem Anfall für die Reflexzonen-Massage nur sehr zarte Düfte, wie den der Mimose, benutzen. Vorbeugend eignet sich das ätherische Öl des Majorans. Auch wenn Sie der Steinheilkunde skeptisch gegenüberstehen, sollten Sie einmal über einen Zeitraum von 6 bis 8 Wochen einen Magnesit oder Rhodochrosit als Anhänger tragen und damit auch die Reflexzonen massieren. Lassen Sie sich überraschen!

## Rheuma

Unter dem Begriff Rheuma sind mehr als 400 Krankheiten zusammengefasst. Das, was landläufig als Rheuma bezeichnet wird, beschreibt ziehende und wandernde Schmerzen im Bewegungsapparat. So unterschiedlich die Symptome sind, so vielschichtig sind auch die gesundheitlichen Themen, die von dieser Sammeldiagnose Rheuma berührt werden. Dennoch ist bei allen Beschwerden des rheumatischen Formenkreises eine Gemeinsamkeit festzustellen: Das Immunsystem weiß nicht mehr genau, was zum Körper gehört und was als fremd angegriffen werden soll. Es gibt zahlreiche Ursachen für diese Fähigkeitseinbuße. Eine Streptokokkeninfektion, beispielsweise eine eitrige Mandelentzündung oder Scharlach, kann dafür genauso verantwortlich sein wie störende Narben, körperliche oder emotionale Schocks, Stoffwechselblockierung und -verschlackungen oder eine selbstzerstörerische Persönlichkeit.

Für die Rheumabehandlung steht die Entschlackung und Entstörung der krank machenden Herde im Vordergrund. Dazu müssen wir dem Immunsystem helfen, wieder eine klare Unterscheidung zwischen dem Selbst und dem Nicht-Selbst zu finden und, wo es nötig ist, sind auch Unterstützungen durch Medikamente angesagt. Die Reflexzonen-Massagen lindern die Schmerzen in den Gelenken. Als Informationsträger können wir sie zusätzlich dazu benutzen, das Immunsystem zu unterstützen. Dünndarm und Milz sind die Organe, deren Reflexzonen dazu geeignet sind.

**▶ Aus der Praxis: Auch Einsicht ist eine Grundlage der Gesundheit**
Der Vater eines guten Freundes litt bereits seit Jahren unter rheumatischen Beschwerden. War irgendwo ein Schmerz abgeklungen, meldete sich ein anderer Körperteil mit unangenehmem Stechen, Reißen, Brennen oder Ziehen. Nie war vorhersehbar, welches Gelenk als nächstes und wie stark befallen würde. Als ehemaliger Alkoholiker, der bereits seit mehr als 30 Jahren mit dem Trinken aufgehört hatte, lehnte er die

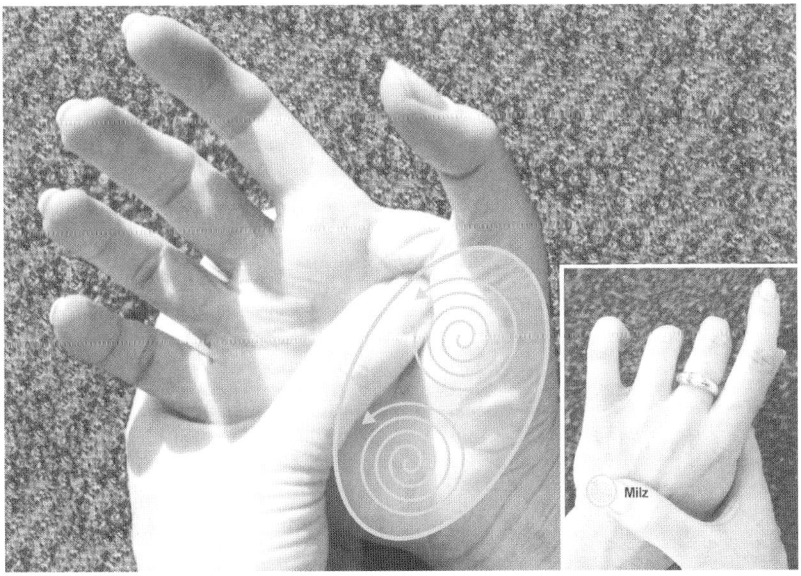


Einnahme von Antirheumatika ab. Homöopathische Mittel brachten nur geringfügige Besserungen, und die Handreflexzonen konnten nur über einen sehr kurzen Zeitraum etwas Linderung bringen. Der Durchbruch zum Wohlbefinden kam im Zuge einer Handmassage, als er zu der Einsicht gelangte, dass es notwendig sei, selbst für Verbesserungen zu sorgen. Von da ab ging er dreimal wöchentlich zum Schwimmen und in die Sauna. Danach wirkten die Selbstbehandlungen an den Handreflexzonen nachhaltiger und ließen Restzustände von Unwohlsein schneller verschwinden.

### Reflexzonen-Griffe bei Rheuma

Für die Reflexzonen-Massagen der rheumatischen Gelenke sollten Sie die betreffenden Zonen 3- bis 4-mal am Tag grundentstören. Dabei sollten Sie den naturheilkundlichen Grundsatz beachten: Je akuter ein Zustand, desto milder muss die Behandlung sein! Für die Behandlung der Dünndarm- und Milzzonen massieren Sie diese Areale an beiden Händen mit großflächigen Kreisen (ca. fünf Kreise pro Stelle), und pro Sitzung sollten Sie nicht mehr als zwei empfindliche Punkte behandeln. Mehr überfordert die Reaktionsfähigkeit des Systems und verstärkt die Schmerzen. Als Abschluss können Sie das lymphatische Abwehrsystem mit folgendem Griff (3- bis 5-mal) unterstützen: Verschränken Sie die

Finger beider Hände ineinander und ziehen Sie sie dann mit leichtem Druck langsam auseinander (Abbildung siehe „Halsbeschwerden“, S. 89).

**Ergänzende Maßnahmen**

Vermeiden Sie bei Rheuma Schweinefleisch und Alkohol! Damit reduzieren Sie bereits zu einem guten Teil Ihre Rheumaprobleme. Weitere Maßnahmen bestehen in Sauna, Entschlackungen und Eigenblutinjektionen. Der Tee, den Sie im Abschnitt über die Gicht finden (siehe S. 86), dürfen Sie in gleicher Weise auch bei Rheuma trinken. Als Öle für die Reflexzonen-Massage sind Rosmarin-, Vetiver- und Weihrauchöl geeignet, und als Heilsteine können Sie Bernstein, Fluorit und Zitronenchrysopras einsetzen.

## Rückenschmerzen

Im Gesundheitsbericht der Bundesregierung von 1998 ist zu lesen, dass die Frage: „Haben Sie heute Rückenschmerzen?“ 40 Prozent der Befragten im Alter zwischen 25 und 74 Jahren bejahten. Entsprechend hoch sind auch die Krankheitskosten für diese Leiden. 1994 wurden dafür circa 20 Mrd. Mark, das entspricht etwa sechs Prozent der Gesamtausgaben des Gesundheitssystems, dafür verwendet. Diese Zahlen zeigen, welche Bedeutung und welchen Krankheitswert Rückenschmerzen besitzen.

Weiterhin bescheinigt uns das Gesundheitsministerium, dass Rückenschmerzen von vielen, auch psychosozialen Faktoren herrühren und keine klaren Ursachen dafür genannt werden können. So besteht zum Beispiel ein Zusammenhang zwischen Schweregrad und Häufigkeit von Rückenschmerzen und dem sozialen Status. Schulisch und beruflich schlechter ausgebildete Personen leiden deutlich mehr unter Rückenschmerzen als Menschen mit hohen Qualifikationen. Der Verschleiß der Wirbelsäule, mit Röntgenaufnahmen scheinbar dokumentiert, ist in diesem Zusammenhang als Ursache nicht mehr haltbar, zumal, wie es im Gesundheitsbericht weiter heißt, „deren (der Röntgenaufnahmen, Anmerkung des Autors) unselektiver Einsatz gibt in weniger als zwei Prozent der Fälle therapeutisch nutzbare Informationen.“ Positiv ist zu vermerken, dass in über 90 Prozent der Fälle akut beginnende Rückenschmerzepisoden innerhalb von Tagen bis wenigen Wochen wieder abklingen.

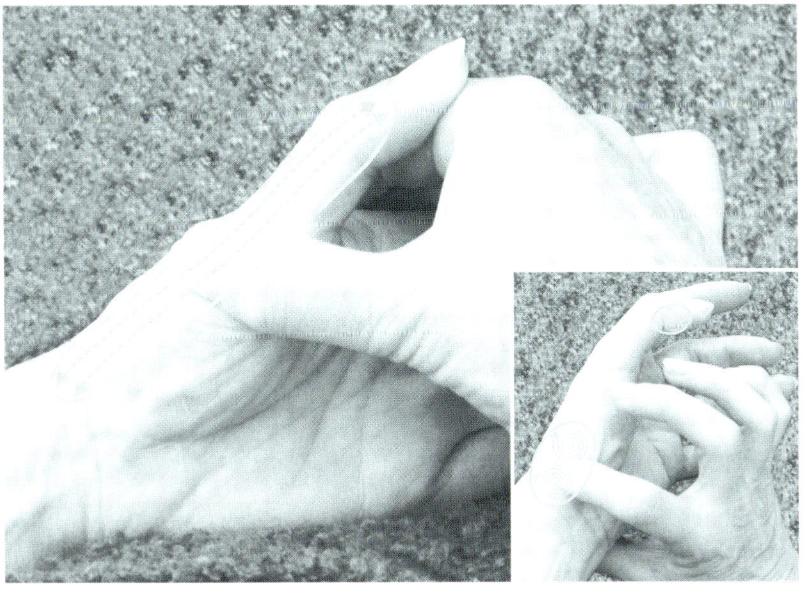

Wenn man Hexenschuss oder Ischiasbeschwerden unter ganzheitlichen Gesichtspunkten betrachtet, ist festzustellen, dass der Großteil dieser Beschwerden mit Fehlspannungen der Muskulatur einhergeht. Da diese Spannungen über Impulsumschaltungen in den Ebenen des Rückenmarks gebildet werden, ist es verständlich, dass über die Behandlungen der zugehörigen Handreflexzonen dieses multifaktorielle Geschehen durchaus beeinflusst werden kann. In der Tat leisten die Reflexzonen-Massagen an den Händen hervorragende Dienste zur Schmerzlinderung und zur Förderung der Beweglichkeit im Rücken.

**▶ Aus der Praxis: Gastfreundliche Wirtschaftskunde**

Die Aufgaben eines Wirts sind in vielerlei Hinsicht belastend. So wurde der Gastwirt des Lokals, in dem ich öfters verkehre, durch das Herumwuchten der Bierfässer von akuten Rückenschmerzen heimgesucht. Bei voller Gartenwirtschaft blieb ihm keine Zeit zum Ausruhen, was ihm bei ähnlichen Gelegenheiten Erleichterung verschafft hatte. So bestand die einzige Maßnahme darin, ihm zu zeigen, welche Zonen an den Händen er massieren sollte. Wann immer er einen Moment Zeit hatte, knetete er diese Reflexzonen durch und meinte, dass er dadurch immer wieder eine kleine Besserung verspürte. Auf diese Weise schaffte er es, seinen Arbeitstag mit verhältnismäßig geringen Schmerzen zu überstehen. Natürlich schickte ich ihn danach zur Stabilisierung seines Rückens zur Physiotherapie.

### Reflexzonen-Griffe bei Rückenschmerzen

Bei der Reflexzonen-Massage bei Rückenschmerzen ist es nicht nur wichtig, die betroffene Wirbelsäulenetage zu behandeln, sondern die gesamte Wirbelsäule in die Behandlung mit einzubeziehen. Zirkeln Sie mehrmals täglich etwa 5- bis 7-mal nach der Grundentstörung an der Wirbelsäulenzone mit der stärksten Empfindung, und streichen Sie dann diese Zone nach oben und nach unten herzhaft aus. Der Hirnstamm mit dem darüber liegenden Kleinhirn stellt eine maßgebliche Umschalt- und Steuerungszentrale für die Muskelspannungen im Rücken dar. Kreisen Sie auch hier nach einer Grundentstörung diese Zonen weich durch, und atmen Sie dabei in die Stellen, so als ob Sie dort einen Luftballon aufblasen wollten.

### Ergänzende Maßnahmen

Wichtige Maßnahmen bei Rückenschmerzen bestehen in fachmännischen Rückenmassagen zur Entspannung und gezielten physiotherapeutischen Übungen zur Rückenstabilisierung. Für die Reflexzonen-Massage an den Händen können Sie in den Wirbelsäulenzonen folgende ätherischen Öle einzeln oder gemischt verwenden: Bergamotteöl, Dillöl, Sandelholzöl, Weihrauchöl, Majoranöl und Rosmarinöl. Bei den Heilsteinen sind Bergkristall, Tigerauge und Rhodonit für die Reflexzonen-Massagen geeignet. Ein unbekannter, aber sehr wirksamer Heilstein für Rückenschmerzen ist der Ägirin, der zu diesem Zweck auf die schmerzhafte Stelle gelegt wird.

## Schluckauf

Dieser immer wiederkehrende Zwerchfellkrampf, der uns manchmal unvermittelt überfällt, kann fürchterlich sein. Den dazugehörigen Reflexzonen-Punkt an der Hand hat die Heilpraktikerin Susanne Fischer entdeckt. Der Punkt war bereits bei mit anderen Maßnahmen nicht stillbarem Schluckauf infolge von Bauchspeicheldrüsenkrebs erfolgreich behandelt worden und hat auch im Alltag gute Dienste geleistet.

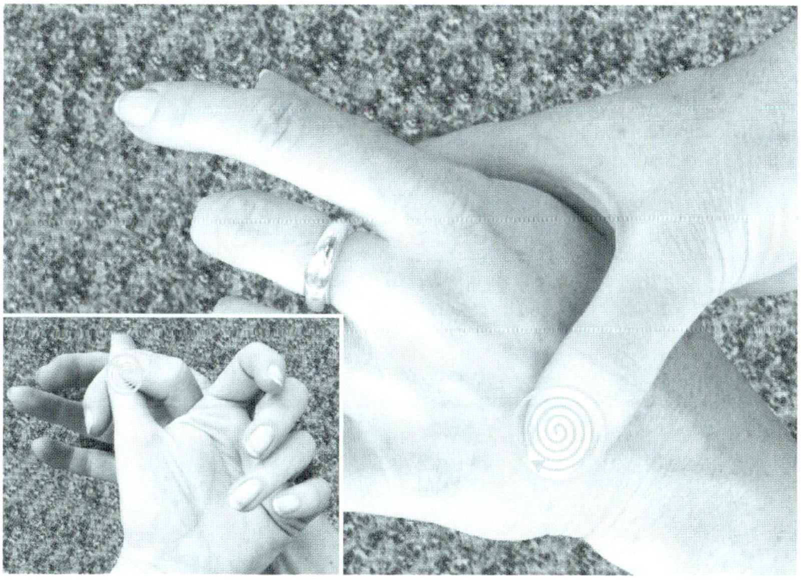

**▶ Aus der Praxis: Die taktlose Qual des Zwerchfells**
In der Straßenbahn saß mir eine Mutter mit ihrer etwa achtjährigen Tochter gegenüber, die von einer Schluckaufattacke nach der anderen geplagt wurde. So fragte ich das Mädchen, ob ich zur Linderung kurz einmal ihre linke Hand haben könnte. Hier übte ich am Fischerschen Schluckaufpunkt einen sanften Druck aus, woraufhin dieser periodische Zwerchfellkrampf ausblieb. Als ich jedoch losließ, begann die Qual von neuem. So wies ich sie an, selbst den Punkt zu drücken, und prompt stellte sich zu ihrem und ihrer Mutter Erstaunen wieder Ruhe ein. Als ich ausstieg, winkte sie mir mit der erhobenen Hand, die von der anderen gedrückt wurde, zu.

### Reflexzonen-Griffe bei Schluckauf

Zum schnellen Abstellen von Schluckaufattacken brauchen Sie nur diesen Punkt mit herzhaft angenehmem Druck zuerst grundzuentstören und dann sonnenförmig auszumassieren. Da die Zwerchfellsteuerung aus dem Hirnstamm über den Phrenicus-Nerv erfolgt, sorgen beruhigende Zirkelungen an diesen Reflexzonenstellen für eine weitere nachhaltige Besserung.

### Ergänzende Maßnahmen

Bei häufigem Schluckauf sind auf alle Fälle neurologische Abklärungen angezeigt. Ansonsten können Sie die Schluckauf-Massagen an der Hand unterstützen, indem Sie Melissenöl mit einem Magnesit einmassieren.

## Schnupfen

Die Nase ist eine gut durchdachte Klimaanlage, die mit Alarmsensoren, Geruchsmelder und Luftbefeuchter ausgestattet ist. Leider wurden bei der Konstruktion die Virenangriffe unterschätzt, und so werden die Pforten durch Schleimhautschwellungen des Öfteren geschlossen. Reflexzonen-Massagen können zwar keine Viren abwehren, aber sie steigern den Lymphabfluss, regeln die Schleimhautfunktionen und sorgen so wieder für eine freie Nase.

### ▶ Aus der Praxis: Freie Nase zu Ostern

Als Masseur und Leiter eines Fitnesszentrums in einem Hotel in einem schweizerischen Wintersportort ist man Anlaufstelle für die Erstversorgung von vielen kleinen und großen Beschwerden. So kam auch ein Kellner zu mir, der die Kälte bei Sonnenschein im März unterschätzt hatte und der, nachdem er sich beim Osterspaziergang kalte Füße geholt hatte, einen starken Schnupfen davongetragen hatte. Auf mein Anraten hin kaufte er sich Einlegesohlen gegen die kalten Füße, und an den Händen identifizierte ich die intensivste Stelle im Bereich der Nasenzonen an jeder Hand und klebte mit Heftpflaster jeweils einen kleinen runden Magneten von etwa fünf Millimeter Durchmesser auf diese Stellen. Daraufhin wurde die Nase unverzüglich frei, und er konnte die letzten Tage der Hauptsaison noch gut bestreiten.

### Reflexzonen-Griffe bei Schnupfen

Nachdem Sie die aktivsten Reflexzonen-Punkte an Daumen und Zeigefinger gefunden haben, führen Sie die Grundentstörung durch. Danach massieren Sie in weichen Kreisen (etwa 5 bis 7 pro Stelle) dieses Reflexzonengebiet durch und streichen anschließend die Hände Richtung Handwurzel aus. Zum Abschluss einer Behandlungssequenz können Sie noch in den Schwimmhäuten den Lymphabfluss aktivieren. Dazu nehmen Sie Ihre Schwimmhäute in den Zangengriff zwischen Daumen und Zeigefinger und melken sie sanft nacheinander aus.

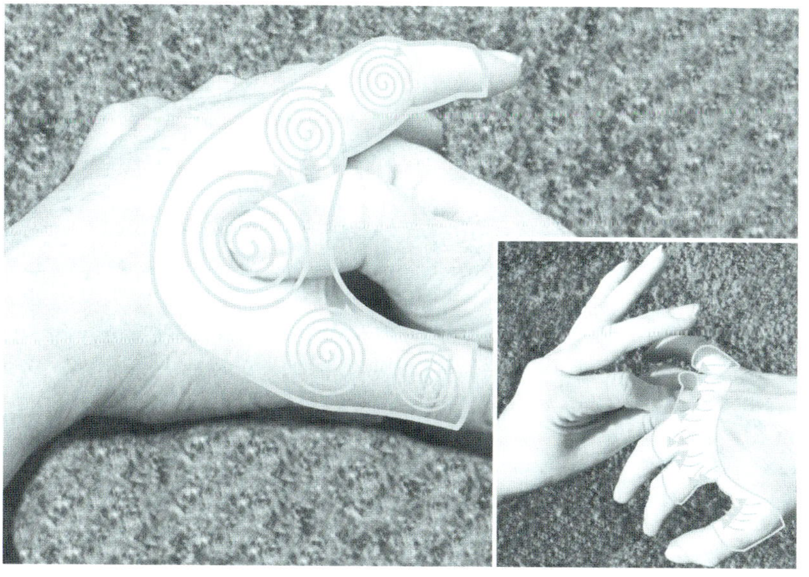

**Ergänzende Maßnahmen**

Zur Unterstützung der Reflexzonen-Massage können Sie Fichtennadelöl, das Öl der römischen Kamille und Schopflavendelöl verwenden. Die gleichen ätherischen Öle sind auch zur Inhalation geeignet. Damit die Schleimhäute in der Nase leichter abschwellen, können Sie auch Sole oder physiologische Kochsalzlösung in die Nase hochziehen. Wie bei den Erkältungen haben sich auch beim Schnupfen Heliotrop, Chalcedon und Fluorit zum Tragen und Massieren als Heilsteine bewährt.

## Schulterbeschwerden

Zu lange am Schreibtisch vor dem Computer gesessen, zu wenig Bewegung, eine Schulterprellung beim Inline-Skaten; meist wissen wir sehr genau, warum uns Schulter und Arme weh tun. Für eine ganzheitliche Behandlung müssen wir bei der Schulterbeweglichkeit weit über das Schultergelenk hinaus denken. Wenn wir zum Beispiel den Arm heben, erfolgt dies im Schultergelenk selbst nur bis in die Waagerechte. Heben wir den Arm noch weiter, dreht sich das Schulterblatt mit und wenn wir den Arm über den Kopf nehmen, geht dies nur, weil wir die Wirbelsäule seitlich neigen. Zudem führen durch den Schultergürtel auch die Versorgungsleitungen – Arterien, Venen und Nerven – in die Arme.

Besonders bei Schulterbeschwerden ist oft eine Dynamik zu beobachten, die vom Schulterschmerz zu dauerhaften Bewegungseinschränkungen führt: Wenn die Schulter weh tut, schonen wir sie. Dadurch kommt es bei jeder Bewegung über die Schonhaltung hinaus zu mehr Schmerzen. Dies wiederum hat noch weniger Bewegung und einen noch kleineren Bewegungsspielraum der Schulter zur Folge. So dürfte verständlich sein, dass bei Problemen in diesem Gefüge die physiotherapeutischen Maßnahmen absoluten Vorrang haben. Die Reflexzonen-Massagen bei Schulterbeschwerden erfüllen eine andere Aufgabe: Sie durchbrechen den Schmerz und öffnen die Schulter wieder für die Beweglichkeit.

**▶ Aus der Praxis: Ski Heil!**

Beim Skifahren in den Dolomiten hatte sich ein Teilnehmer aus unserer Gruppe bei einem Sturz eine Schulter geprellt, sodass er am nächsten Tag bestimmte Bewegungen nur mehr unter Schmerzen ausführen konnte. Als wir ihn dann am Mittag wieder in der Skihütte trafen, hatte sich seine Schulter schon etwas gebessert. So zeigte ich ihm den Zangengriff an der Schulterzone seiner Hand und die Grundentstörung dieser Zone. Nach etwa zehn Minuten zusätzlicher kreisender Massage meinte er, dass ein eigenartiges Ziehen in seiner Schulter zu spüren wäre, das sich in ein Wärmegefühl verwandelte. Bis nach dem Mittagessen waren auch die restlichen Beschwerden verschwunden, und er konnte weiterfahren.

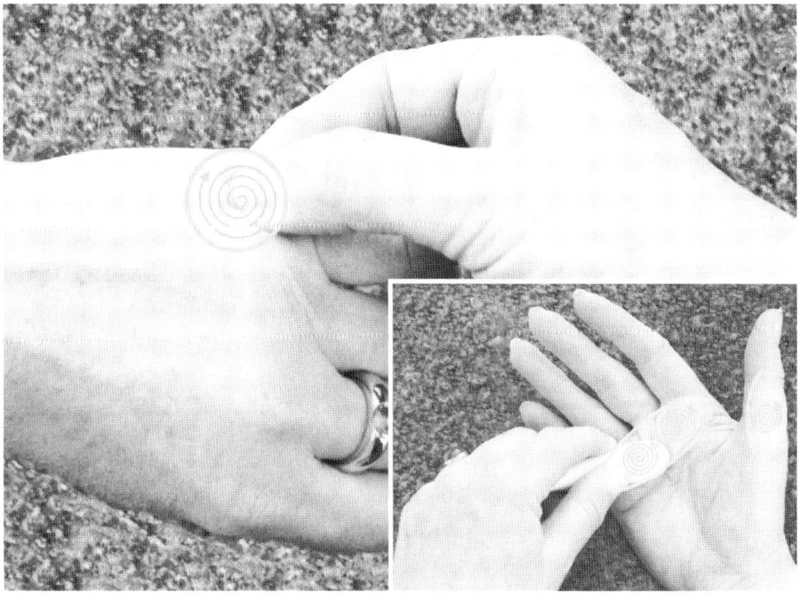

**Reflexzonen-Griffe bei Schulterbeschwerden**

Zuerst ist immer die Grundentstörung der intensivsten Punkte in den Schulterzonen angesagt. Danach nehmen Sie diese Zonen an der Handkante in den Zangengriff zwischen Daumen und Zeigefinger. Damit massieren Sie die Handkante am Kleinfingeransatz in sanften melkenden Bewegungen etwa 2- bis 3-mal hin und zurück. Zudem darf die Muskulatur nicht vergessen werden. Massieren Sie dazu mit ausgiebigen großflächigen Kreisbewegungen über die Grundgelenke der Finger in der Hohlhand. Das ist dort, wo bei vielen Menschen Schwielen zu finden sind. An den Stellen, an denen Sie stärkere Spannungen erspüren, verweilen Sie länger und schalten bei Bedarf eine Grundentstörung dazwischen.

Beachten Sie auch die Halswirbelsäule, die meistens mit betroffen ist. Auch hier sollten Sie an den intensivsten Reflexzonen-Punkten die Grundentstörung machen. Am Ende der Behandlung streichen Sie die Wirbelsäulenzonen in Richtung Handwurzel aus.

**Ergänzende Maßnahmen**

Auch wenn wiederholte Anwendungen dieser Reflexzonen-Massagen die Beschwerden hervorragend lindern, sind gezielte physiotherapeutische Behandlungen unbedingt angezeigt. Die ätherischen Öle von Vetiver, Weihrauch, Majoran, Rosmarin sowie Zypresse und der Heilstein Zitronenchrysopras ergänzen die Reflexzonen-Massagen. Für Sehnenverschlackungen an der Schulter hat sich vielfach das blutige Schröpfen bestens bewährt.

## Tennisellbogen

Selten kommt der Tennisellbogen vom Tennisspielen. Früher waren es die Überlastungen an den mechanischen Schreibmaschinen, die Sehnenscheidenentzündungen hervorgerufen haben, und in jüngster Zeit kommen diese Beschwerden von der Arbeit am Computer und sind inzwischen unter dem Begriff Mouse-click-Ellbogen bekannt. Bei der Arbeit am PC sind Schultern, Arme und Halswirbelsäule sehr angespannt und oft auch verkrampft. Selbst die Augen bleiben oft lange unbeweglich auf einem Punkt am Bildschirm fixiert.

Der körperliche Aspekt ist aber nur eine Seite dieser Beschwerdeproblematik. Aus der Psychosomatik ist bekannt, dass diese Fibromyalgie-Syndrome, wie sie in der Fachsprache genannt werden, häufig mit versteckten Depressionen einhergehen. Aus dieser ganzheitlichen Sichtweise heraus durchbrechen die Reflexzonen-Massagen nicht nur die starren körperlichen und seelischen Haltungen, sondern lindern auch nachhaltig Schmerzzustände. Selbst als Arbeitsunterbrechungen lindern die Massagen in den Handreflexzonen nachhaltig diese Beschwerden. Die wesentliche Behandlung besteht allerdings darin, mehr Pausen einzulegen und immer wieder die Haltung zu ändern – vor allem die zur Arbeit.

### ▶ Aus der Praxis: Erzwungene Ruhigstellungen

Ein guter Bekannter litt plötzlich unter zunehmend schmerzhafter werdenden Verspannungen am Unterarm und Ellbogen, die vom Orthopäden als Tennisellbogen diagnostiziert wurden. Als viel beschäftigter Fotograf hatte er wenig Zeit für eine gezielte Physiotherapie, und so blieb nur die Möglichkeit der Selbstbehandlung. Also machte er Salbenverbände über Nacht und massierte die Hand- und Fußreflexzonen. Ich gab ihm einen Heilsteingriffel aus Obsidian und riet ihm zu einer Ölmischung aus 10 ml Jojobaöl und je 1 ml Weihrauch-, Dill- und Rosmarinöl, die er mit dem Stein in die Reflexzonen und die betroffenen Stellen selbst einmassierte. Auch wenn dadurch die akuten Probleme

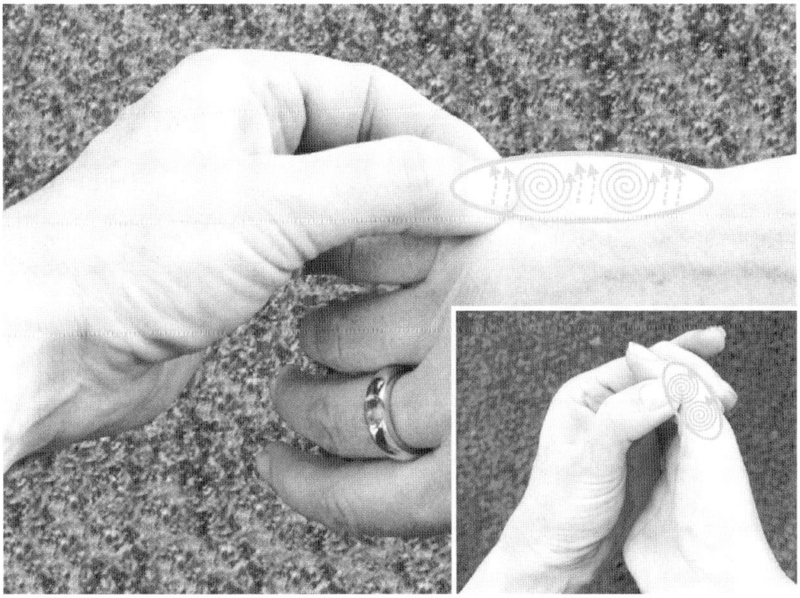

immer wieder gelindert werden konnten, heilte der Tennisellbogen erst aus, als mein Bekannter die Muskulatur auf mein Drängen hin mit einer Schiene ruhig stellen ließ; eine Maßnahme, die er am Anfang abgelehnt hatte.

### Reflexzonen-Griffe bei Tennisellbogen

Die Grundentstörung der intensivsten Punkte in den Armzonen stellt immer die erste Maßnahme dar. Mit dem Zangengriff an der gesamten Handkante von Kleinfingeransatz bis zur Handwurzel lösen Sie dann mit weichem Melken die weiteren Spannungen. Da bei diesen Beschwerden immer auch die Schulter und die Halswirbelsäule mit beteiligt sind, sollten Sie mit ausgiebigen Kreisen die Grundgelenke der Finger in der Handfläche durchmassieren (Abbildung siehe „Schulterbeschwerden", S. 113). Dort, wo die Spannungen stärker sind, massieren Sie intensiver und führen bei Bedarf eine Grundentstörung durch. Am Ende der Behandlung streichen Sie die Wirbelsäulenzonen in Richtung Handwurzel aus.

### Ergänzende Maßnahmen

Die wichtigste Maßnahme bei diesen Beschwerden besteht in der Abwechslung und im Ausgleich. Ändern Sie Ihre Arbeitshaltung, physisch und psychisch. Stellen Sie Ihren Computerarbeitsplatz ergonomisch richtig ein und prüfen Sie, ob Sie diese Überlastungen überhaupt wollen. Die Anwendungen in den Reflexzonen helfen dabei, die Verhärtungen in den Sehnen wieder zu lösen. Ergänzen Sie die Massagen durch gezielte physiotherapeutische Behandlungen. Bei den ätherischen Ölen sind vor allem Rosmarinöl, Geranienöl, Weihrauchöl und Dillöl angezeigt und bei den Heilsteinen Amethyst, Obsidian und Kunzit.

## Verdauungsbeschwerden

Unser Verdauungsschlauch, der von den Lippen bis zum After reicht, entwickelt sich bereits sehr früh nach der Befruchtung der Eizelle durch ein Spermium. Dazu stülpt sich die Zellkugel, aus der schließlich ein Mensch wird, röhrenförmig ein. Aus dieser Röhre formt sich der Verdauungsschlauch, der beim Erwachsenen eine Länge von bis zu neun Metern erreicht. Entwicklungsgeschichtlich in der gleichen Zeit entsteht das Bauchnervensystem, das in seiner Komplexität einem zweiten Gehirn entspricht und alle Organe des Bauchraums steuert. Das bekannteste Zentrum davon ist das Sonnengeflecht (Solar Plexus). Aufgrund dieser frühen gemeinsamen Entwicklung reagiert das Verdauungssystem immer als Ganzes. Wenn wir etwas essen, dann meldet sich meist recht schnell der Stuhldrang. Kauen und Schlucken sind Reize, die dem Verdauungssystem signalisieren, dass Nachschub auf dem Weg ist und der Dickdarm beschleunigt die Reste entsorgen soll. Zudem wird beim Kauen im Mundraum genau analysiert, welche Arten und Mengen von Verdauungssäften aus Gallenblase und Bauchspeicheldrüse bereitgestellt werden sollen. Wenn der Speisebrei aus dem Säurebad im Magen in den Zwölffingerdarm kommt, muss er für die Weiterverdauung und Nährstoffaufnahme neutralisiert und mit den richtigen Säften aufbereitet werden.

Alle diese Leistungen werden vom Bauchnervensystem gesteuert und überwacht. Störungen beeinträchtigen daher immer das gesamte System und natürlich wirken die Impulse über die Handreflexzonen auch immer ganzheitlich. Die Erfolge im Alltag sind einfach überzeugend. Mit den Reflexzonen-Massagen wird die Synchronisierung dieser Systeme unterstützt und der Verdauung bei allen ihren Aktivitäten geholfen. Ob Verstopfung, Sodbrennen oder Blähungen; mit diesen Massagen lassen sich viele Verdauungsbeschwerden lösen. Doch auch das Essverhalten ist maßgeblich mitbeteiligt. Die Verdauung beginnt be-

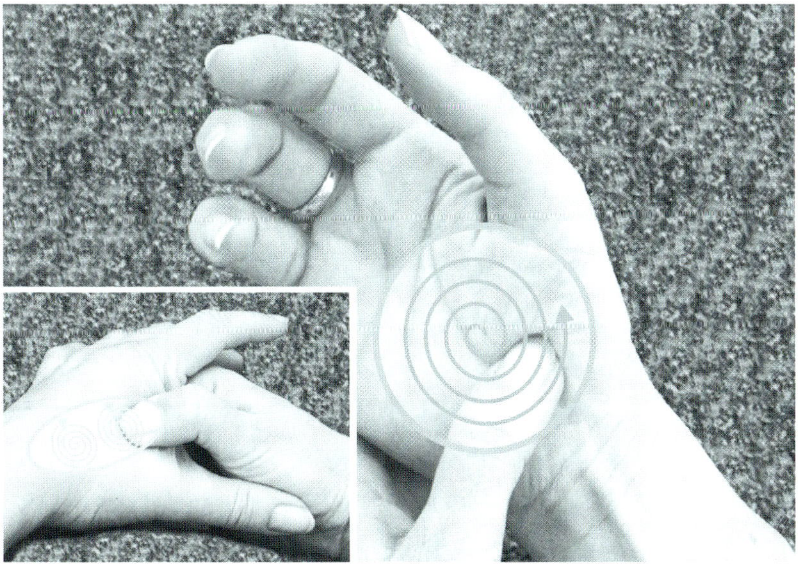

reits mit dem Kauen im Mund und ein Verschlingen der Nahrung bringt die feine Steuerung aller Teile des Verdauungssystems aus dem Gleichgewicht.

### ▶ Aus der Praxis: Begleitung auch auf Leidenswegen

Eines Tages traf ich eine frühere Patientin wieder, die einen schweren Leidensweg mit vielen Operationen und Fehlschlägen gegangen war. Dabei war ihre Verdauung so aus dem Gleichgewicht geraten, dass Stuhlgang nur mehr einmal wöchentlich über Einläufe in einem aufwendigen Verfahren möglich war. Etwa ein halbes Jahr vor unserem Wiedersehen hatte ich ihr die Reflexzonentafeln der Hände zukommen lassen. Bei unserem Treffen nun erzählte sie mir, dass bei ihren Selbstmassagen der Darmzonen das Verdauungssystem anfange zu grummeln und durch die konsequente Anwendung der Stuhlgang zweimal wöchentlich möglich sei und nach dem Einlauf etwas leichter stattfinde.

### Reflexzonen-Griffe bei Verdauungsbeschwerden

Ausgleichende Streichungen und Kreisungen in den Reflexzonen des Bauchnervensystems stellen nach der Grundentstörung die wesentlichsten Maßnahmen dar. Sie dürfen diese Zonen ausgiebig durchmassieren und immer wieder in Richtung Handwurzel ausstreichen. Bei Darmverstopfung hat es sich bewährt, die Zonen des Enddarms stärker mit einzubeziehen. Dazu sollten Sie diese sanft melken, indem Sie sie zwischen Daumen und Zeigefinger nehmen und durchmassieren. Einen weiteren wichtigen Punkt zur Linderung von Verdauungsbeschwerden kennen wir aus der Akupressur als „Dickdarm-4-Punkt". An den Handreflexzonen entspricht er dem Solarplexus. Diesen Punkt und seine umliegende Region dürfen Sie ausgiebig mit sanften Kreisen behandeln. Den Abschluss bildet der Ringgriff, bei dem Sie das Handgelenk mit der anderen Hand umfassen und mit weichen ringförmigen Bewegungen das Handgelenk durcharbeiten (etwa 5-mal an jeder Hand).

**Ergänzende Maßnahmen**

Das Wichtigste bei Verdauungsbeschwerden ist das intensive und ausgiebige Kauen vor dem Schlucken. Außerdem sollte 1- bis 2-mal jährlich eine Heilfastenkur zur Darmentschlackung durchgeführt werden. Das Umstellen auf vollwertige ballaststoffreiche Nahrung sichert den Erfolg der Reflexzonen-Massagen. Zur Unterstützung der Massagen sind Kümmelöl, Vetiveröl, das Öl der römischen Kamille oder Kardamonöl geeignet, die von einem Bergkristall, Dumortierit oder Landschaftsjaspis ergänzt werden können.

## Wechseljahresbeschwerden

Wenn etwa ab dem 45. bis 50. Lebensjahr ohne Grund der Schweiß aus allen Poren bricht, die Hitze durch den Körper schießt und Stimmungsschwankungen zum Alltag gehören, sind dies meist Zeichen einer Hormonumstellung. Auch wenn sie bei Frauen intensiver stattfinden als bei Männern, sind die davon genauso betroffen. Männer kennen diese Umstellungsprobleme hauptsächlich in Form von Prostatabeschwerden.

Die Reflexzonen-Massagen an den Händen können versiegende Hormonquellen nicht mehr zum Sprudeln bringen. Aber sie können das vegetative Nervensystem an den Schnittstellen zu den Hormonen unterstützen. Dadurch werden die Auswirkungen der Umstellungen erfahrungsgemäß deutlich gemäßigt. Die Stimmung bleibt stabiler, die Schwitzattacken sind moderater, und Männer haben weniger Probleme mit der Prostata und dem Älterwerden.

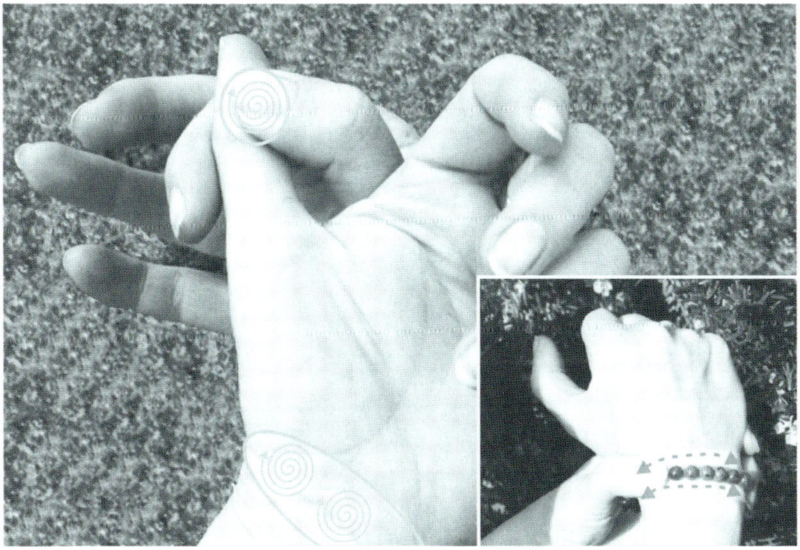

**▶ Aus der Praxis: Abendessen ohne Schwitzkur**

Bei einer guten Freundin hatten im Alter von 41 Jahren nach einer Gebärmutteroperation die Wechseljahre mit Hitzewallungen, Schweißausbrüchen, Stimmungsschwankungen und allgemeinem Unwohlsein eingesetzt. Die Hormonpräparate des Gynäkologen und homöopathische Mittel konnten bereits einige von diesen Symptomen abfedern. Dennoch passierte es manchmal noch, dass der Puls grundlos zu rasen begann und sie Schweißausbrüche hatte und in Angstzustände geriet. Eine dieser Attacken trat bei einem Abendessen mit Freunden auf. Allein durch die Grundentstörung an den Reflexzonen der Hirnanhangdrüse entspannte sich ihr Zustand und nach ein paar weiteren Minuten mit ausgleichenden Kreisen ging es der Frau zusehends besser. Diese Griffkombination hat ihr, wie sie mir bei der Recherche für diese Behandlungsgeschichten erzählte, noch so manchen Abend gerettet.

### Reflexzonen-Griffe bei Wechseljahresbeschwerden

Die Verbindung zwischen Hormonen, Nervensystem und Stoffwechsel wird von der Hirnanhangdrüse hergestellt. Diese Drüse im Gehirn benötigt in den Wechseljahren besondere Aufmerksamkeit, da sie für den Ausgleich in Körper und Psyche sorgt.

Beginnen Sie mit Grundentstörungen der intensivsten Punkte an den Reflexzonen der Hirnanhangdrüse an der Daumenkuppe und denen der Hormone am Handgelenk. Danach folgen weiche Kreisungen in diesen Zonenbereichen. Zum Abschluss einer Behandlungssequenz umfassen Sie das Handgelenk mit der anderen Hand und massieren mit dem Ringgriff das Handgelenk durch (etwa fünfmal an jeder Hand). Als Notfallprogramm dauert eine solche Behandlungssequenz etwa 1 bis 2 Minuten, und Sie können die Massage bedenkenlos so oft wie nötig durchführen.

### Ergänzende Maßnahmen

Den Ringgriff an den Handgelenken können Sie mit einem Kugelarmband aus Serpentin, Landschaftsjaspis oder Rosenquarz ergänzen, und bei den ätherischen Ölen sind vor allem Geranienöl, Schafgarbenöl, das Öl der römischen Kamille, Sandelholzöl und Cajeputöl geeignet.

## Zahnschmerz

Als Ergänzung in Notfällen bis zum Zahnarzttermin haben sich die Reflexzonen an der Hand bewährt. Genauso hilfreich sind sie nach Kiefer- oder Zahnoperationen. Dort wirken sie mit bei der Abschwellung und bei der Schmerzlinderung. Auch wenn diese Anwendung sehr schnell die Schmerzen reduziert, hat die zahnärztliche Behandlung immer Vorrang!

**▶ Aus der Praxis: Zahnschmerzlinderung einmal anders**
Ein guter Freund von mir hatte eben eine umfassende Sanierung seiner Zähne bei seiner Zahnärztin hinter sich gebracht und Schmerztabletten gegen die zu erwartenden Schmerzen erhalten. Bei der Kontrolluntersuchung brachte er dann die ungeöffnete Medikamentenschachtel wieder mit in die Praxis und meinte, dass die Handreflexzonen ausreichend gewesen wären. Als die Schmerzen angefangen hatten, hatte er sein Pendel über die betreffenden Zonen kreisen lassen, was ein Kribbeln in der Hand verursachte und die Schmerzen augenblicklich reduzierte.

### Reflexzonen-Griffe bei Zahnschmerz

Massieren Sie im Abstand von etwa 15 Minuten immer wieder folgende Zonen: Finden Sie zuerst den intensivsten Punkt an der Hand, auf deren Seite der Zahnschmerz ist. Dieser Punkt liegt am Handrücken zwischen oder auf den ersten Fingergliedern und ihm gilt die erste Grund-

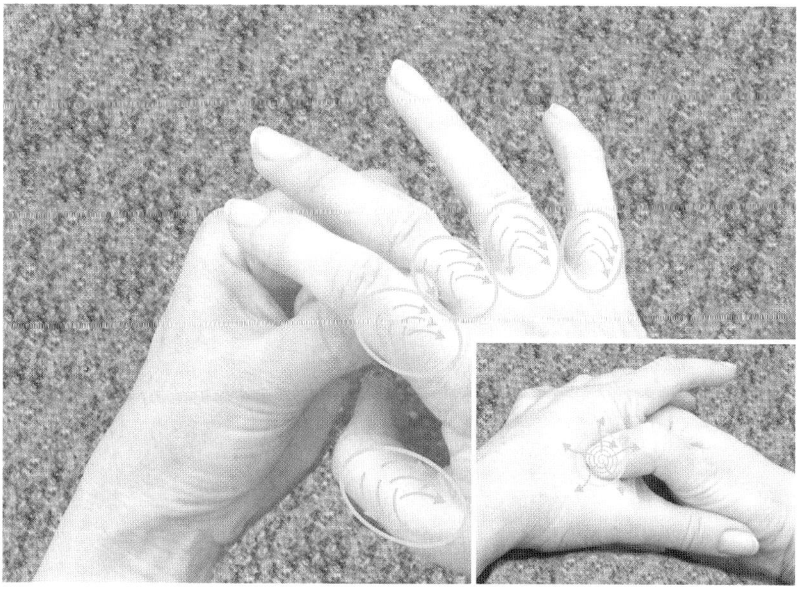

entstörung. Der nächste Punkt ist ein allgemeiner Schmerzpunkt, der über die Zonen des vegetativen Nervensystems wirkt. Zum Auffinden legen Sie den Daumen an den Zeigefinger. Dadurch entsteht am Handrücken eine Erhebung. An deren höchstem Punkt sollten Sie die zweite Grundentstörung machen. Nachfolgend melken Sie die Lymphzonen, indem sie die Fingerkuppen in die Schwimmhäute der anderen Hand legen und diese dann sanft etwa 7- bis 10-mal ausmassieren. Zum Abschluss einer solchen Sequenz streichen Sie 5- bis 7-mal das Gewebe zwischen den Mittelhandknochen von Zeigefinger und Mittelfinger in Richtung Handwurzel aus.

### Ergänzende Maßnahmen

Bei Zahnschmerzen können Sie die Reflexzonen-Massagen mit Lavendelöl und Nelkenöl unterstützen. Die Tinkturen diese beiden Pflanzen sind auch zum Gurgeln geeignet. Lassen Sie sich eine Mischung davon in der Apotheke herstellen, und geben Sie ein paar Tropfen in ein Glas Wasser, mit dem Sie stündlich gurgeln. Aus der Steinheilkunde ist der Fluorit als zahnschmerzlindernder Stein bekannt, mit dem Sie die Reflexzonen massieren können.

# Anhang

## Nachlese – ungeteilt und unvermischt

Als ich vor Jahren diesen Wahlspruch entdeckte, wusste ich nicht, dass er von einem frühen christlichen Konzil stammte und grundlegende theologische Fragen auf den Punkt brachte. Diese kurze und prägnante Klarheit begeisterte mich für mein therapeutisches Wirken in der Naturheilkunde und insbesondere für die Reflexzonen. Auch hier gilt es, scheinbar Widersprüchliches zu vereinbaren und dennoch die einzelnen Aspekte zu würdigen.

Die Handreflexzonen stellen dabei eine Herausforderung dar, die noch einen Schritt weitergeht. Auf der einen Seite sind die Hände eines der wirksamsten Reflexzonen-Systeme gegen Schmerzen, Funktionsstörungen oder Bewegungseinschränkungen. Andererseits haben wir darüber Zugang zu einem uralten Wissen seelischer Zeichendeutungen. Hier wiederum ist zwischen den Merkmalen in den Handlinien und den Aussagen über die Reflexzonen zu unterscheiden.

Auch wenn der Handlesekunst in diesem Buch keine Aufmerksamkeit zuteil wird, bedeutet dies nicht, dass ich diese Disziplin gering schätze. Allein die langjährigen Studien von Issberner-Haldane zeigen die spirituellen Dimensionen der Handlinien, und wenn sogar ein Dermatologenkongress diesem Thema einen Beitrag widmet, brauchen wir an der Ernsthaftigkeit der Aussagen aus den Händen nicht zu zweifeln.

Zum Thema Seelenlesen in den Händen denke ich gerne an eine liebe Freundin, die Malerin sowie Hand- und Kartenleserin Dotschka Meteorowa, die ich immer wieder in den ungewöhnlichsten Situationen treffe und die mir jeweils nach einem kurzen Blick in meine Hände einen wichtigen Hinweis gibt, worauf ich in meinem Leben besonders achten soll. Die ersten Male, als ich noch etwas halbherzig ihren Ausführungen zuhörte, folgten meist heftige und recht unangenehme Lebenserfahrungen, die sich prompt in positive „Zufälle" verwandelten, als ich ihren Tipps Glauben schenkte. Leider habe ich zu dieser Kunst nie den richtigen Zugang gefunden, während sich mir die spirituellen Bedeutungen der Handreflexzonen geradezu aufdrängten.

Wir erleben oft, dass etwas unsere Aufmerksamkeit in einem ungemein hohen Maße erreicht und wir davon richtiggehend angezogen werden, während wir mit anderen Angelegenheiten selbst mit bestem

Willen wenig anfangen können. Derartige Widersprüchlichkeiten erleben wir häufig auch an den Händen. Dennoch sollten wir die Informationen unserer Hände immer ungeteilt und unvermischt werten. Dies gilt für die allgemeine Massage der Handreflexzonen und deren tiefen seelischen Aspekte genauso wie für die Handlinien. Trennen wir die intuitive Seite ab, werden wir unserem ganzheitlichen Ansatz nicht gerecht, und lassen wir die Reflexzonen als Landkarten der Gesundheit außen vor, bleiben die großartigen Möglichkeiten der Massage in diesen Zonen ungenutzt. Werfen wir aber alles in einen Topf, ist dies mit einem Radio vergleichbar, bei dem wir mehrere Sender gleichzeitig eingestellt haben und nun als Ergebnis ein Kauderwelsch von Tönen und Sprachen erhalten, aus dem wir nur ein paar unzusammenhängende Fetzen verstehen können.

Alle Wege über die Hände führen zur Gesundheit, und alle haben sie ihre Schönheiten, Möglichkeiten und Chancen. Lassen Sie sich überraschen, auf welchem Sie sich wiederfinden, wenn Sie mit Ihren Handmassagen beginnen: auf dem Weg der Wohlfühlmassage, auf der Straße der Behandlungen, auf den Pfaden der intuitiven Massage oder auf dem Seelensteig der Handlesekunst. Mit Sicherheit werden Sie die Routen von anderen Menschen kreuzen, die auch jeweils ihre eigenen Wege gehen. Lassen Sie sich inspirieren, lernen Sie diese anderen Wege kennen und ändern Sie zwischendurch auch einmal Ihre Richtung. Natürlich sollten Sie dazu Führer in Anspruch nehmen, die sich in dem Terrain auskennen, das Sie gerade betreten wollen. Auf dem Gebiet der Handlinien gibt es Berufenere als mich, denen ich es gerne überlasse, dieses Thema zu beleuchten.

Mit diesem Buch möchte ich Sie auf dem Weg der Reflexzonen als Lotse in Richtung Gesundheit begleiten und Ihnen zur Seite stehen. Dabei wünsche ich Ihnen viele erfolgreiche und interessante Erfahrungen. Lassen Sie es mich wissen, wo Sie mit ihren Reflexzonen-Massagen an der Hand erfolgreich waren. Dann kann ich Ihnen mit Sicherheit noch weitere Tipps geben, die es Ihnen ermöglichen, sich noch mehr von diesem Gebiet zu erschließen. Geben Sie mir aber auch Bescheid, wo Sie damit nicht weitergekommen sind. Erfahrungsgemäß gibt es immer einen Weg, der weiterführt. In diesem Sinne erfüllt dieses Buch die Funktion eines Wegweisers und Routenplaners, um über die Massage an den Händen das Gesundsein zu fördern und vielleicht auch ein wenig mehr heil zu werden.

Sie können mit mir per E-Mail in Kontakt treten:
buch@reflex-zonen.de

## Literaturverzeichnis


Banis, U.: Erdstrahlen & Co., Haug, Heidelberg 2001.

Bischof, M.: Biophotonen – Das Licht in unseren Zellen, Zweitausendeins, Frankfurt/M. 1995.

Biziou, B.: Sahnehäubchen für die Seele – Wohltuende Rituale für jeden Tag, Goldmann, München 2000.

Buchholz, W.: Praxis der französischen Ohrakupunktur, Münks, Meerbusch 1986.

Buchinger, A./Lindner, B.: Original Buchinger Heilfasten, Haug, Heidelberg 2000.

da Silva, Kim: Gesundheit in unseren Händen, Droemer/Knaur, München 2000.

Dennison, P./Dennison G.: Brain-Gym, VAK, Freiburg 1991.

Dosch, P.: Lehrbuch der Neuraltherapie nach Huneke, 7. Aufl., Haug, Heidelberg 1977.

Dosch, P.: Wissenswertes zur Neuraltherapie nach Huneke, 23. Aufl., Haug, Heidelberg 1997.

Eccles, J.C.: Die Evolution des Gehirns – die Erschaffung des Selbst, Piper, München 1989.

Finke, G.: Pflanzen für die Seele, Goldmann, München 1999.

Froneberg, W./Fabian, G.: Manuelle Neurotherapie, Haug, Heidelberg 1992.

Gesundheitsbericht der Bundesregierung, Internet: http://www.gbe-bund.de.

Gienger, M.: Lexikon der Heilsteine, Osterholz, Ludwigsburg 1997.

Gleditsch, J.: Reflexzonen und Somatotopien, WBV-Verlag, Schorndorf 1983.

Grüber, I.: Praxisbuch Kinesiologie, Südwest, München 2000.

Heinl, T.: Das Baby-Massage-Buch, Junfermann, Paderborn 1983.

Herget, H. F.: Neuro- und Phytotherapie schmerzhafter funktioneller Erkrankungen, Bd. 1, 3. Aufl., Wissenschaftliche Abteilung der PASCOE Pharmazeutische Präparate GmbH, Gießen 1983.

Hirschi, Gertrud: Mudras – Yoga mit dem kleinen Finger, Bauer, Freiburg 1998.

HP-Naturheilkunde, M+M, Hamm, Heft 12/2000, S. 26.

Issberner-Haldane, R.: Die medizinische Hand- und Nageldiagnostik, 14. Aufl., Bauer, Freiburg 1999.

Kasik, H.: Sen-Massage, Selbstverlag Heinz Kasik, 1995.

Kliegel, E.: Reflexzonen – Landkarten der Gesundheit, Naturheilkundl. Verlag E. Martin, München 1998.

Lubinic, E.: Handbuch Aromatherapie, Haug, Heidelberg 1997.

Marquardt, H.: Praktisches Lehrbuch der Reflexzonentherapie am Fuß, Hippokrates, Stuttgart 1993.

McDermot, I./O'Connor, J.: NLP und Gesundheit, VAK, Freiburg 1997.

MEDICOM Sonderausgabe der Medicom Pharma AG, Springer, 14. Ausgabe, März 2001, S. 37.

Pischinger, A.: Das System der Grundregulation, 8. erw. Aufl., Haug, Heidelberg 1990.

Porkert, M.: Die theoretischen Grundlagen der chinesischen Medizin, Hirzel, Stuttgart 1982.

Reichel, H.-S.: Funktionelle Physiotherapie, Ebert, Lübeck 1995.

Réquéna, Y.: Handdiagnostik in der Chinesischen Medizin, Haug, Heidelberg 1991.

Saint-Pierre, G./Shapiro, D.: Die Metamorphische Methode, Ryvellus, München 1994.

Samel, G.: Aromastoffe, Südwest, München 1999.

Sattler, W.: Vegetative Dystonie, Verlag W. Kastner, Altenholz 1992.

Speckmann, E.-J./Schulze, H.: Der Versorgungsteil des Organismus, Wissenschaftliche Buchgesellschaft, Darmstadt 1990.

Tilscher, H./Eder, M.: Reflextherapie, Hippokrates, Stuttgart 1989.

v. Uexküll, T.: Psychosomatische Medizin, 5. Aufl. der Studienausgabe, Urban & Schwarzenberg, München 1997.

## Bezugsquellenhinweise

**Ätherische Öle**
Edeltraud Lubinic, Heilpraktikerin
Bunsenstraße 11 A
69115 Heidelberg

**Heilsteine**
Steinkreis – Walter von Holst und Kerstin Wagner
c/o Gesunde Kost
Ludwig-Pfau-Straße 22
70176 Stuttgart
Telefon 0711/2 27 12 03
Fax 0711/2 27 12 04
E-Mail: Steinkreis@Steinkreis.de

## Zum Autor

Aufgewachsen in Bayern, hatte ich im Alter von 18 Jahren im Rahmen eines Praktikums im Krankenhaus den ersten Kontakt mit Patienten und im Folgepraktikum als Assistent in einer Sonderschule meine ersten Schüler zu unterrichten. Sowohl das Behandeln wie auch das Lehren ziehen sich seither wie ein roter Faden durch mein Berufsleben: Nach der Ausbildung zum Masseur, an die sich viele Erfahrungen und Fortbildungen anschlossen, folgte die Anerkennung als Heilpraktiker. Bald danach begann die Lehrtätigkeit an den Deutschen Paracelsus Schulen für Naturheilverfahren, die heute noch genauso viel Freude macht wie am Anfang vor 12 Jahren. Kommunikationsausbildungen (NLP) und die Auseinandersetzung mit der afrikanischen Heilkunst in Südafrika ergänzten die berufliche Entwicklung.

Die Reflexzonen waren bereits in der Massageschule vor nunmehr 25 Jahren ein Themengebiet, das mich nicht mehr loslassen sollte. So entstanden 1997 die ersten sieben „Landkarten der Gesundheit", unter ihnen die Handreflexzonen. Inzwischen umfasst das gesamte Reflexzonenspektrum bereits mehr als zwanzig Reflexzonensysteme, die immer noch viele interessante und faszinierende Aspekte in sich bergen, deren Wirkungen und Möglichkeiten ich erleben, erforschen und weitergeben möchte.

## und den Mitwirkenden

Die Schöpfer eines Buches sind vielfältig und es bedarf mehr als eines Autors, der seine Vorstellungen und Erfahrungen zu Papier bringt. Zuallererst braucht es Sie, die Leserinnen und Leser, die ein Interesse an dem Thema haben. Dieses Interesse zu erspüren und auf den Puls der Zeit zu horchen ist eine Aufgabe eines Verlags. Eine weitere besteht in der Betreuung des Autors. Beide Aufgaben haben bei diesem Buch Frau Dr. Weißmann-Orzlowski mit dem Haug Verlagsteam mit großartigem Engagement erfüllt. Für die Bilder zeichnen sich drei Menschen besonders aus: Annette Struck, die mit ihrer Kamera das Wesentliche auf den Film bannte, Michaela Ries, von der hier als Model die Hände zu sehen sind, und Thomas Gutsche, der als Meister der Bits und Bytes für das digitale Equipment zuständig war. Alle drei haben mir als langjährige Freunde viele Tipps gegeben und mich tatkräftig unterstützt. Weitere Personen, die dieses Werk mitgestaltet haben, waren meine Lektorin, Frau Martini, die so manche Formulierung verbesserte und logische Brüche glättete, mein Heilpraktikerkollege Jürgen Stoye sowie Wolfgang Brotbeck, der mich als Physiotherapeut an die Bedeutung seiner Disziplin bei den Handreflexzonenmassagen erinnerte. Walter von Holst und Kerstin Wagner haben als Edelstein- und Mineralienkundige die Tipps zu den Heilsteinen gegengelesen und Sylvia Stork gab mir Anregungen bezüglich der ätherischen Öle und der Mudras. Dem Zuspruch von Anna Wolf und dem Freiraum, den sie mir in unserer Beziehung gab, darf ich es verdanken, dass dieses Buch innerhalb der kurzen Zeit von nur drei Monaten fertig werden konnte. Weiterhin danke ich allen denen, die sich meinen Behandlungen anvertrauten, die mir ihre Erfahrungen mit den Handreflexzonen erzählten und die in meinen Seminaren offen dafür waren, mehr über die faszinierende Welt der Reflexzonen zu erfahren. Alle diese Menschen waren nötig, um dieses Buch zu gestalten.